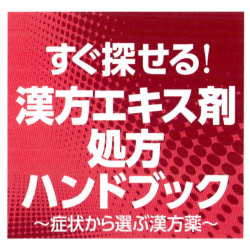

すぐ探せる！
漢方エキス剤
処方
ハンドブック
～症状から選ぶ漢方薬～

森 由雄 著

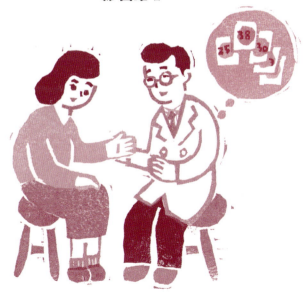

日経メディカル開発

呼吸器疾患

咳嗽
体力のある場合

○ 第一選択薬

29 麦門冬湯
ばくもんどうとう

---

29 麦門冬湯：痰が咽にへばりついて発作的に強く咳き込む気管支炎などに用いる。

処方量、1包×3回（食前）／日　～4日

▶ 選択チャート

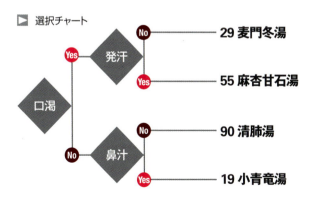

▶ 漢方エキス剤で対応できる疾患

咳嗽 **14**ページ

普通のかぜ **18**ページ

気管支喘息 **22**ページ

慢性気管支炎 **26**ページ

急性気管支炎 **30**ページ

インフルエンザ **34**ページ

漢方処方のヒント

「虚心にして病者を診るべきである。何病を治療するのにも、とにかく早見えのする時は、拍子に載せられて、誤るものである」
（「栗園医訓」より引用）

　先入観や病人の外観のみにとらわれで、葉方（処方）を誤らないようにすべきである。たとえば、婦人で色白で痩せているからといって、必ずしも当帰芍薬散の証（虚証）ではない。色黒でやや肥満であるからといって、必ずしも桂枝茯苓丸の証（実証）とは言えない。インフルエンザだからといって、必ずしも麻黄湯の証（実証）ではない。

1）東洋細粒

呼吸器疾患

主に用いる漢方エキス剤

呼吸器疾患の中で用いられる漢方エキス剤としては、**麦門冬湯、麻杏甘石湯、清肺湯、小青竜湯、柴胡桂枝乾姜湯、桂枝加厚朴杏仁湯**[1]、**麻黄附子細辛湯、滋陰至宝湯、苓甘姜味辛夏仁湯、葛根湯、麻黄湯、桂枝湯、柴陥湯、神秘湯**などがある。

処方するうえで注意すべき漢方エキス剤としては、麻黄を含む薬（**麻杏甘石湯、清肺湯、小青竜湯、麻黄附子細辛湯、葛根湯、麻黄湯、神秘湯**）がある。麻黄の主成分はエフェドリン系アルカロイドで、日本薬局方ではこれを0.7％以上含むものと規定されている。エフェドリン系アルカロイドと同様に血圧上昇、動悸、不眠、排尿障害などの副作用があるため、麻黄を含む漢方エキス剤は、高齢者、高血圧症の患者への処方時には、注意が必要である。

● 症状別選択表

患者のさまざまな症状の度合いと組み合わせから適応する漢方エキス剤を選択するための「症状別選択表」の使い方を、「咳嗽 体力のある場合」のページを例に説明する。

麦門冬湯が適応する患者は、咳があり(++)、喀痰は少なく(−)、やや口渇がある(+)場合である。

麻杏甘石湯が適応する患者は、咳と喀痰があり(++、+)、喘鳴や口渇がある(++)場合である。

清肺湯の適応する場合は、喀痰の多い(++)咳を伴う(+)場合である。

小青竜湯の適応する場合は、咳(++)と共に鼻汁が多い(++)場合である。

		咳	喀痰	発汗	鼻汁	喘鳴	口渇
29	麦門冬湯	++	−	−	+	−	+
55	麻杏甘石湯	++	+	+	±	++	++
90	清肺湯	+	++	±	−	±	±
19	小青竜湯	++	+	±	++	+	±

++：症状が強くみられる
 +：症状がみられる
 ±：症状が通常の範囲
 −：症状があまりみられない

時期を示す。
【気】形がなくて働きのあるもので、生きる活力と言い換えてもよい。

　気虚とは、元気のない状態である。たとえば、疲れ易い、言葉に力がない、脈にも力がない状態は気虚という病態として理解される。

　気滞とは、気のめぐりが悪くなった状態である。気が咽のあたりに停滞して、咽が詰まっている感じがすることがある。
【血】西洋医学でいう血液とほぼ同じと考えてよい。

　血虚とは、出血や血の生成障害により血が足りなくなった病態であり、めまいや顔面蒼白などの症状がある。

本書の使い方

● 選択チャート

　漢方医の思考を図化した「選択チャート」の使い方を、「咳嗽 体力のある場合」のページを例に説明する。

　咳嗽の患者で、体力のある場合は、口渇の有無を確認し、口渇がある場合は「Yes」側、ない場合は「No」側に進む。

　口渇がある場合、さらに発汗の有無を確認し、発汗があれば「Yes」側の麻杏甘石湯を選択し、なければ「No」側の麦門冬湯を選択する。

　口渇がない場合、さらに鼻汁の有無を確認し、鼻汁があれば「Yes」側の小青竜湯を選択し、なければ「No」側の清肺湯を選択する。

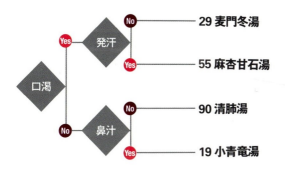

■ 重要用語解説

【体力がある】漢方用語で実証(じっしょう)を意味する。実証とは体力が充実した状態を言い、治療には瀉剤(しゃざい)を用いる。

【体力がない】漢方用語で虚証(きょしょう)を意味する。虚証は実証の反対で体力が落ち込んで弱い状態を言う。治療には、虚証は補剤(ほざい)を用いる。

【陰陽】陽証、陰証という場合は、病気の状態(病態)を示す。

　陽証の患者は、活動的、発揚性、熱性で外部に現れる傾向がある。顔は赤く、脈は浮である。

　陰証の患者は、静的、沈降性、寒性で外部に現れる傾向があまりない。

　陽病、陰病というときは、病気の時期(病期)を示す。陽病は体の反応力が十分ある時期、陰病は反応力の低下した

皮膚科疾患 **238**
　アトピー性皮膚炎 240
　じんま疹 244
　にきび 248
　掌蹠膿疱症 252
　いぼ 256
　帯状疱疹 260

外科疾患 **264**
　痔核 266
　火傷 270
　打撲 274
　がん 278

小児科疾患 **280**
　夜尿症 282
　夜啼症 286
　虚弱体質 290

重要生薬について **292**
さくいん **298**
　五十音順 298
　番号順 301

目次 Contents

耳鼻科疾患 **158**
　めまい 160
　耳鳴り 164
　アレルギー性鼻炎 168
　副鼻腔炎 172
　慢性中耳炎 176

精神科疾患 **180**
　神経症 182
　うつ病 186
　不眠症 190
　統合失調症 194
　認知症 198

運動器疾患 **202**
　変形性膝関節症 204
　肩関節周囲炎（五十肩） 208
　関節リウマチ 212

婦人科疾患 **216**
　更年期障害 218
　不妊症 222
　月経困難症 226
　子宮筋腫 230
　冷え症 234

腎泌尿器疾患 ... **86**
浮腫 ... 88
尿減少 ... 92
慢性腎炎 ... 96
尿路感染症 ... 100
前立腺肥大症 ... 104
尿路結石症 ... 108

血液疾患 ... **112**
貧血（鉄欠乏性貧血） ... 114
血小板減少性紫斑病 ... 118

代謝系疾患 ... **122**
肥満 ... 124
糖尿病 ... 128
高脂血症 ... 132

神経系疾患 ... **136**
頭痛 ... 138
三叉神経痛 ... 142
顔面神経麻痺（ベルの麻痺） ... 146
脳血管障害後遺症 ... 150
坐骨神経痛 ... 154

目次 Contents

序文	3
漢方の治療原則	4
本書の使い方・重要用語解説	10

呼吸器疾患　　12

咳嗽	14
普通のかぜ	18
気管支喘息	22
慢性気管支炎	26
急性気管支炎	30
インフルエンザ	34

消化器疾患　　38

胃痛	40
嘔吐	44
便秘	48
下痢	52
口内炎	56
胃炎（痛みのある場合）	60
胃炎（もたれのある場合）	64
過敏性腸症候群	68
潰瘍性大腸炎	72

循環器疾患　　76

動悸	78
高血圧症	82

「実する者は之を瀉し、虚する者は之を補う」の原則に反する治療を行うと病気は治らず、悪化する。たとえば、虚証の便秘の者に大承気湯を与えたり、虚証の感冒の者に麻黄湯を与えると病状は悪化する。

● 原則3
脾胃虚すれば、九竅通ぜず　　　　『脾胃論』

　人体には九の穴（眼、耳、鼻、口、肛門、膣・尿道）があり、「胃腸の病気になると、九の穴の病気になる」という意味である。胃腸虚弱となると気虚の病態となり、めまい（耳）、花粉症などを生ずることがある。あるいは、胃腸虚弱による体重減少のため、無月経となることがある。

● 原則4
治病は必ず、其の本を求む　　『素問・至真要大論』

　「病気を治療するときは、根本原因を治療するべきである」という意味である。当然と言えば当然の治療原則である。枝葉の症状ではなく、病気の根本原因を治療すべきである。

● 原則5
上工は未病を治す　　　　　　　　　『霊枢』

　「名医（上工）は未病を治す」ということは漢方の重要な概念である。疾病の予防という意味で、早期発見し早朝治療するという意味でも重要である。

漢方の治療原則

　漢方医の診療に対する姿勢を示した5つの原則を紹介する。西洋医学と通じるところも多く、総合医や家庭医が守るべき原則といえる。

● 原則1
五臓六腑は、皆、人をして咳せしむ、独り肺のみにあらざるなり
『素問・咳論』

　「咳の症状は、肺だけが原因ではなく、腎やさまざまな身体の臓器が原因である場合がある」という意味である。

　同様に、不妊症という病気は、子宮、卵巣ばかりではなく、胃腸虚弱が原因であることもあり、肥満症が原因であることもある。身体全体の視点で病気を見ていく重要性を述べているのである。

● 原則2
実する者は之を瀉し、虚する者は之を補う
『素問・三部九候論』

　これは漢方治療の大原則であり、「実すればこれを瀉し、虚すればこれを補う」(出典『素問・三部九候論』)、「衰える者は之を補い、強き者は之を瀉す」(出典『素問・至真要大論』)がルーツである。

　たとえば大手術後に衰えた病人には四君子湯を与えて補い、インフルエンザの病人には麻黄湯を与えて瀉して治療するのである。あるいは、便秘に大承気湯を与えて瀉して治療する。

序文

　昭和の終わり頃より漢方の勉強を始めて、二十数年間漢方を勉強している。そして、現代日本最高の漢方医である山田光胤先生、寺師睦宗先生、丁宗鐵先生に師事し、今日に至っている。

　漢方の世界では、中堅クラスとなり、多くの初学者の方と勉強会、講演会などで共に漢方を学んでいる。その中で、漢方の専門教育を受けていない医師が、漢方を簡便に用いる方法はないか、という視点で、2010年に『臨床医のための漢方診療ハンドブック』（日経メディカル開発）を出版した。しかし、これから漢方処方を実践したいと思い立たれた総合医、家庭医、研修医をはじめとした臨床医向けに、もっと図表を用いて分かりやすく、より簡単に処方選択まで到達可能な成書の要請があり、漢方医の頭の中で行われる思考を図表化する作業を行い、本書を制作した。本書が、漢方を学ぶ方々のお役に立ち、結果として多くの病者が救われるならば、筆者にとって、これに勝る幸せはない。

　なお、図表の作成にあたっては、森 聖貴氏の協力を得た。また、本書の出版にあたって日経メディカル開発の佐藤千秋氏に多大な協力を得た。記して深謝する。

2016年 初夏、泥亀書屋にて
森　由雄

▶ 症状別選択表

		咳	喀痰	発汗	鼻汁	喘鳴	口渇
29	麦門冬湯	++	−	−	+	−	+
55	麻杏甘石湯	++	+	+	±	++	++
90	清肺湯	+	++	±	−	±	±
19	小青竜湯	++	+	±	++	+	±

55 麻杏甘石湯 | まきょうかんせきとう
肺の熱を冷まし咳嗽や喘を治療する場合に用いる。
（処方量、1包×3回（食前）／日　～4日）

90 清肺湯 | せいはいとう
肺に熱があり長期間、咳嗽、喀痰が持続する場合に用いる。
（処方量、1包×3回（食前）／日　～4日）

19 小青竜湯 | しょうせいりゅうとう
熱病の急性期や慢性期で体力のある場合に用い、水毒症状[1]を伴う。
（処方量、1包×3回（食前）／日　～4日）

---

1) 水毒とは、病的な体液（血液以外の）の偏在による症状である。具体的な病態としては、浮腫、うっ血性心不全、胃下垂、腎炎、胸膜炎などがある。

呼吸器疾患

咳嗽
体力のない場合

● 第一選択薬

11 柴胡桂枝乾姜湯
さいこけいしかんきょうとう

11 柴胡桂枝乾姜湯：少陽病[1]の虚証、発汗、口渇、咳嗽がある場合に用いる。

処方量、1包 × 3回（食前）／日 ～4日

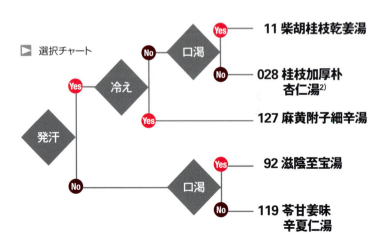

▶ 選択チャート

- 発汗 Yes → 冷え
  - 冷え No → 口渇
    - 口渇 Yes → **11 柴胡桂枝乾姜湯**
    - 口渇 No → **028 桂枝加厚朴杏仁湯**[2]
  - 冷え Yes → **127 麻黄附子細辛湯**
- 発汗 No → 口渇
  - 口渇 Yes → **92 滋陰至宝湯**
  - 口渇 No → **119 苓甘姜味辛夏仁湯**

▶ 症状別選択表

		咳	喀痰	発汗	鼻汁	喘鳴	口渇
11	柴胡桂枝乾姜湯	++	−	++	−	−	++
028	桂枝加厚朴杏仁湯[2)	+	+	+	+	++	−
127	麻黄附子細辛湯	+	−	+	++	±	±
92	滋陰至宝湯	++	−	−	−	−	±
119	苓甘姜味辛夏仁湯	+	+	±	+	±	−

028 桂枝加厚朴杏仁湯[2) ｜けいしかこうぼくきょうにんとう
体質虚弱で感冒にかかり喘鳴を伴う場合に用いる。
（処方量、1包×3回（食前）／日　～4日）

127 麻黄附子細辛湯 ｜まおうぶしさいしんとう
冷え症、虚弱で感冒にかかった場合に用いる。
（処方量、1包×3回（食前）／日　～4日）

92 滋陰至宝湯 ｜じいんしほうとう
間質性肺炎、肺線維症などの虚証（体力のない場合）の慢性咳嗽に用いる。
（処方量、1包×3回（食前）／日　～4日）

119 苓甘姜味辛夏仁湯 ｜りょうかんきょうみしんげにんとう
小青竜湯の裏の処方と言われ、小青竜湯を用いたい病気で胃腸虚弱の場合に用いる。
（処方量、1包×3回（食前）／日　～4日）

---

1) 少陽病とは口が苦くなったり、咽が乾いたり、めまいがする病気である。
2) 東洋細粒

呼吸器疾患

普通のかぜ
体力のある場合

○ 第一選択薬

1 葛根湯
かっこんとう

---

1 葛根湯：急性熱病（熱性疾患）の実証（体力のある場合）で肩こりがある場合に用いる。

> 処方量、1包 × 3回（食前）／日　〜4日

▶ 選択チャート

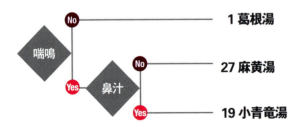

▶ 症状別選択表

		咳	肩こり	発汗	鼻汁	喘鳴	口渇
1	葛根湯	++	++	−	+	−	−
27	麻黄湯	++	+	−	+	++	−
19	小青竜湯	++	+	±	++	++	±

27 麻黄湯 ｜まおうとう
急性熱病の実証（体力のある場合）で喘鳴がみられる場合に用いる。
（処方量、1包×3回（食前）／日　～4日）

19 小青竜湯 ｜しょうせいりゅうとう
急性熱病の実証（体力のある場合）で水毒[1]症状（多量の鼻水、喀痰、喘鳴）がみられる場合に用いる。
（処方量、1包×3回（食前）／日　～4日）

---

1) 水毒とは、病的な体液（血液以外）の偏在による症状である。具体的な病態としては、浮腫、うっ血性心不全、胃下垂、腎炎、胸膜炎などがある。

呼吸器疾患

普通のかぜ
体力のない場合

● 第一選択薬

45 桂枝湯
けいしとう

45 桂枝湯：急性熱病（熱性疾患）の虚証（体力がなく、発汗あり）に用いる。妊婦の上気道炎に用いる場合が多い。

> 処方量、1包 × 3回（食前）／日　〜4日

▶ 選択チャート

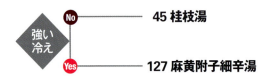

▶ 症状別選択表

		咳	肩こり	発汗	鼻汁	寒け
45	桂枝湯	＋	±	＋	＋	＋
127	麻黄附子細辛湯	＋	−	±	＋	＋＋

127 麻黄附子細辛湯 | まおうぶしさいしんとう

冷え症で感冒になり、寒けの強い場合に用いる薬で、高齢者に用いる場合が多い。
（処方量、1包×3回（食前）／日　〜4日）

呼吸器疾患

気管支喘息
体力のある場合

● 第一選択薬

19 小青竜湯
しょうせいりゅうとう

19 小青竜湯：水毒[1]症状を伴う急性気管支炎や慢性期の実証（体力のある場合）に用いる。

処方量、1包×3回（食前）／日　〜14日

▶ 選択チャート

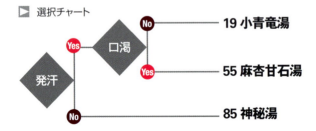

▶ 症状別選択表

	咳	発汗	口渇	痰	胸脇苦満[2]
19 小青竜湯	++	±	−	+	−
55 麻杏甘石湯	++	+	++	+	−
85 神秘湯	++	−	−	±	+

55 麻杏甘石湯 | まきょうかんせきとう
肺の熱を冷まし咳嗽や喘を治療する場合に用いる。
(処方量、1包×3回(食前)／日　〜14日)

85 神秘湯 | しんぴとう
咳嗽、喘鳴、呼吸困難の症状があり、水毒[1]症状がない場合に用いる。
(処方量、1包×3回(食前)／日　〜14日)

---

1) 水毒とは、病的な体液(血液以外)の偏在による症状である。具体的な病態としては、浮腫、うっ血性心不全、胃下垂、腎炎、胸膜炎などがある。
2) 胸脇苦満(季肋部苦満感)とは、季肋部に充満感があり、つまったように苦しく、按圧すると圧痛や抵抗を認める。柴胡の適応とする病態である。

呼吸器疾患

気管支喘息
体力のない場合

○ 第一選択薬

028 桂枝加厚朴杏仁湯[1]
けいしかこうぼくきょうにんとう

028 桂枝加厚朴杏仁湯：体質虚弱で気管支喘息にかかった場合に用いる。

処方量、1包×3回（食前）／日 〜14日

▶ 選択チャート

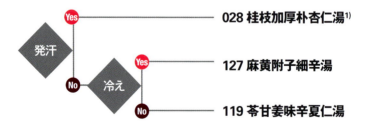

▶ 症状別選択表

		咳	喀痰	発汗	鼻汁	喘鳴	冷え
028	桂枝加厚朴杏仁湯[1]	+	+	+	+	++	−
127	麻黄附子細辛湯	+	−	+	++	±	+
119	苓甘姜味辛夏仁湯	+	+	±	+	+	±

127 麻黄附子細辛湯 | まおうぶしさいしんとう

冷え症、虚弱で気管支喘息にかかった場合に用いる。
（処方量、1包 × 3回（食前）／日　～14日）

119 苓甘姜味辛夏仁湯 | りょうかんきょうみしんげにんとう

小青竜湯の裏の処方と言われ、小青竜湯を用いたい状態で胃腸虚弱の場合に用いる。
（処方量、1包 × 3回（食前）／日　～14日）

1）東洋細粒

呼吸器疾患

慢性気管支炎
体力のある場合

○ 第一選択薬

90 清肺湯
せいはいとう

90 清肺湯：熱状（新陳代謝の亢進）がある慢性気管支炎で長期間、咳嗽・喀痰が持続する場合に用いる。

処方量、1包 × 3回（食前）／日　〜14日

▶ 選択チャート

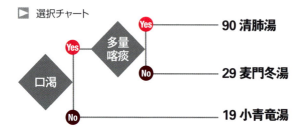

▶ 症状別選択表

		咳	喀痰	発汗	鼻汁	喘鳴	口渇
90	清肺湯	＋	＋＋	±	－	－	±
29	麦門冬湯	＋＋	－	－	＋	±	＋
19	小青竜湯	＋＋	＋	±	＋＋	＋	－

29 麦門冬湯 | ばくもんどうとう
痰が咽にへばりついて発作的に強く咳き込む気管支炎などに用いる。
（処方量、1包×3回（食前）／日　～14日）

19 小青竜湯 | しょうせいりゅうとう
水毒[1]症状を伴う熱病（熱性疾患）の急性期や慢性期で体力がある場合に用いる。
（処方量、1包×3回（食前）／日　～14日）

---

1) 水毒とは、病的な体液（血液以外）の偏在による症状である。具体的な病態としては、浮腫、うっ血性心不全、胃下垂、腎炎、胸膜炎などがある。

呼吸器疾患

慢性気管支炎
体力のない場合

○ 第一選択薬

92 滋陰至宝湯
じいんしほうとう

92 滋陰至宝湯：虚証（体力のない場合）の慢性気管支炎、間質性肺炎、肺線維症などに用いる。

処方量、1包 × 3回（食前）／日　～14日

▶ 選択チャート

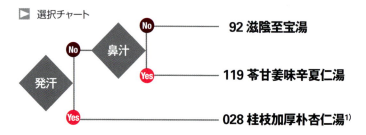

▶ 症状別選択表

		咳	喀痰	発汗	鼻汁	喘鳴	口渇
92	滋陰至宝湯	++	−	−	−	−	±
119	苓甘姜味辛夏仁湯	+	+	±	+	±	−
028	桂枝加厚朴杏仁湯[1)]	+	+	+	+	++	−

119 苓甘姜味辛夏仁湯 | りょうかんきょうみしんげにんとう
小青竜湯を用いたい病気で胃腸虚弱の場合に用いる。
（処方量、1包×3回（食前）／日　〜14日）

028 桂枝加厚朴杏仁湯[1)] | けいしかこうぼくきょうにんとう
発汗傾向があり体質が虚弱な場合の気管支喘息に用いる。
（処方量、1包×3回（食前）／日　〜14日）

---

1) 東洋細粒

呼吸器疾患

急性気管支炎
体力のある場合

● 第一選択薬

73 柴陥湯
さいかんとう

73 柴陥湯：激しい咳と胸痛、粘稠な痰がある場合に用いる。

処方量、1包 × 3回（食前）／日　〜4日

▶ 選択チャート

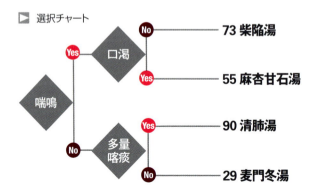

▶ 症状別選択表

		咳	口苦	発汗	発熱	喘鳴	口渇	痰	胸脇苦満[1]
73	柴陥湯	++	+	−	+	+	−	++	+
55	麻杏甘石湯	++	−	+	+	++	++	+	−
90	清肺湯	+	±	±	+	±	+	++	−
29	麦門冬湯	+++	−	−	±	±	+	±	−

55 麻杏甘石湯 | まきょうかんせきとう
肺の熱を冷まし咳嗽や喘を治療する場合に用いる。
（処方量、1包 × 3回（食前）／日　〜4日）

90 清肺湯 | せいはいとう
肺に熱があり長期間、咳嗽や喀痰が持続する場合に用いる。
（処方量、1包 × 3回（食前）／日　〜4日）

29 麦門冬湯 | ばくもんどうとう
痰が咽にへばりついて発作的に強く咳き込む気管支炎などに用いる。
（処方量、1包 × 3回（食前）／日　〜4日）

---

1) 胸脇苦満（季肋部苦満感）とは、季肋部に充満感があり、つまったように苦しく、按圧すると圧痛や抵抗を認める。柴胡の適応とする病態である。

呼吸器疾患

呼吸器疾患

急性気管支炎
体力のない場合

○ 第一選択薬

11 柴胡桂枝乾姜湯
さいこけいしかんきょうとう

---

11 柴胡桂枝乾姜湯：虚証（体力のない場合）の急性気管支炎で、発汗、口渇、咳嗽がある場合に用いる。

処方量、1包×3回（食前）／日　～4日

▶ 選択チャート

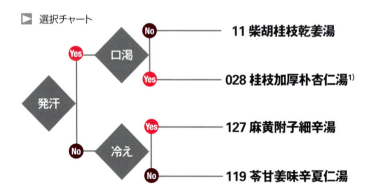

- 発汗 Yes → 口渇 No → **11 柴胡桂枝乾姜湯**
- 発汗 Yes → 口渇 Yes → **028 桂枝加厚朴杏仁湯**[1)]
- 発汗 No → 冷え Yes → **127 麻黄附子細辛湯**
- 発汗 No → 冷え No → **119 苓甘姜味辛夏仁湯**

▶ 症状別選択表

		咳	喀痰	発汗	鼻汁	喘鳴	口渇
11	柴胡桂枝乾姜湯	++	−	++	−	−	++
028	桂枝加厚朴杏仁湯[1)]	+	+	+	+	++	−
127	麻黄附子細辛湯	+	−	+	++	±	±
119	苓甘姜味辛夏仁湯	+	+	±	+	+	−

028 桂枝加厚朴杏仁湯[1)] | けいしかこうぼくきょうにんとう
体質虚弱で気管支炎にかかり、喘鳴を伴う場合に用いる。
（処方量、1包×3回（食前）／日　～4日）

127 麻黄附子細辛湯 | まおうぶしさいしんとう
冷え症、虚弱で気管支炎にかかった場合に用いる。
（処方量、1包×3回（食前）／日　～4日）

119 苓甘姜味辛夏仁湯 | りょうかんきょうみしんげにんとう
小青竜湯の裏の処方と言われ、小青竜湯を用いたい病気で胃腸虚弱の場合に用いる。
（処方量、1包×3回（食前）／日　～4日）

---

1) 東洋細粒

呼吸器疾患

インフルエンザ
体力のある場合

○ 第一選択薬

27 麻黄湯
まおうとう

---

27 麻黄湯：インフルエンザの実証（体力のある場合）で喘鳴がみられる場合に用いる。自然に汗が出やすい場合(虚証)には用いない。

処方量、1包 × 3回（食前）／日　～3日

▶ 選択チャート

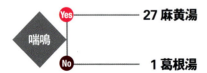

▶ 症状別選択表

		咳	肩こり	発汗	鼻汁	喘鳴	口渇
27	麻黄湯	++	+	−	+	++	−
1	葛根湯	++	++	−	+	−	−

1 葛根湯 | かっこんとう

インフルエンザの実証（体力のある場合）で肩こりがみられる場合に用いる。自然に汗が出やすい場合（虚証）には用いない。
（処方量、1包 × 3回（食前）／日　〜3日）

呼吸器疾患

インフルエンザ
体力のない場合

● 第一選択薬

45 桂枝湯
けいしとう

---

45 桂枝湯：虚証（体力がなく、発汗あり）のインフルエンザに用いる。妊婦のインフルエンザなどに用いる場合が多い。

> 処方量、1包 × 3回（食前）／日　～4日

▶ 選択チャート

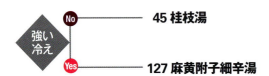

▶ 症状別選択表

		咳	肩こり	発汗	鼻汁	寒け
45	桂枝湯	＋	±	＋	＋	＋
127	麻黄附子細辛湯	＋	－	±	＋	＋＋

127 麻黄附子細辛湯 ｜まおうぶしさいしんとう

冷え症の者がインフルエンザになり、寒けが強い場合に用いる。高齢者に用いる場合が多い。
（処方量、1包 × 3回（食前）／日　～4日）

消化器疾患

主に用いる漢方エキス剤

消化器疾患の中で用いられる漢方エキス剤としては、**柴胡桂枝湯、黄連湯、芍薬甘草湯、安中散、人参湯、小建中湯、五苓散、黄連湯、小半夏加茯苓湯、呉茱萸湯、大黄甘草湯、大柴胡湯、桃核承気湯、麻子仁丸、桂枝加芍薬大黄湯、桂枝加芍薬湯、半夏瀉心湯、真武湯、黄連解毒湯、六君子湯、甘草湯、平胃散、大建中湯**などがある。

処方するうえで注意すべき漢方エキス剤としては、大黄を含む薬（**大黄甘草湯、大柴胡湯、桃核承気湯、麻子仁丸、桂枝加芍薬大黄湯**）がある。大黄に含まれるアントラキノンはその誘導体が下剤として働くため、腹痛、下痢などの副作用がある。

▶ 漢方エキス剤で対応できる疾患

胃痛	40ページ
嘔吐	44ページ
便秘	48ページ
下痢	52ページ
口内炎	56ページ
胃炎（痛みのある場合）	60ページ
胃炎（もたれのある場合）	64ページ
過敏性腸症候群	68ページ
潰瘍性大腸炎	72ページ

漢方処方のヒント

「新病と古い病気を分けて考え、先ず新病を治して後に古い病気を治療すべきである」 （「栗園医訓」より引用）

　たとえば、肝炎の患者が感冒にかかった時は、まず感冒を治療してから古い病気である肝炎を治療するのがよい、ということである。

消化器疾患

胃痛
体力のある場合

○ 第一選択薬

10 柴胡桂枝湯
さいこけいしとう

10 柴胡桂枝湯：季肋部の抵抗圧痛（胸脇苦満[1]）と腹直筋の緊張がみられる急な腹痛、上腹部の鈍痛に用いる。

処方量、1包 × 3回（食前）／日　～7日

▶ 選択チャート

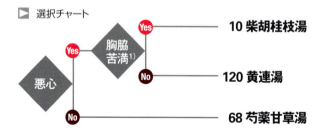

▶ 症状別選択表

		腹痛	悪心	嘔吐	食欲不振	胃もたれ
10	柴胡桂枝湯	++	+	+	+	−
120	黄連湯	++	+	+	+	−
68	芍薬甘草湯	+++	−	±	±	−

120 黄連湯 | おうれんとう
悪心、嘔吐、腹痛、上腹部の重苦しい症状、季肋部の抵抗圧痛（胸脇苦満[1]）がみられる場合に用いる。
（処方量、1包×3回（食前）／日　〜7日）

68 芍薬甘草湯 | しゃくやくかんぞうとう
どのような腹痛にも一定の効果があり、筋肉を緩める効果がある。
（処方量、1包×3回（食前）／日　〜7日）

1）胸脇苦満（季肋部苦満感）とは、季肋部に充満感があり、つまったように苦しく、按圧すると圧痛や抵抗を認める。柴胡の適応とする病態である。

消化器疾患

胃痛
体力のない場合

● 第一選択薬

5 安中散
あんちゅうさん

---

5 安中散：胃痛、嘔吐、胸焼けなどの症状がみられる場合に用いる。

> 処方量、1包 × 3回（食前）／日　〜7日

▶ 選択チャート

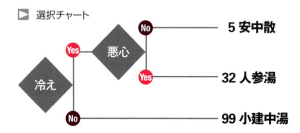

▶ 症状別選択表

		腹痛	悪心	冷え	食欲不振	胃もたれ	下痢
5	安中散	++	−	+	−	−	−
32	人参湯	+	+	++	+	+	+
99	小建中湯	+	−	+	+	−	±

32 人参湯 | にんじんとう
冷えによって生ずる胃痛に用いる。下痢にも効果がある。
(処方量、1包×3回(食前)／日　～7日)

99 小建中湯 | しょうけんちゅうとう
急な激しい腹痛で腹直筋に強い緊張がみられる場合に用いる。
(処方量、1包×3回(食前)／日　～7日)

消化器疾患

嘔吐
体力のある場合

● 第一選択薬

17 五苓散
ごれいさん

---

17 五苓散：嘔吐の第一選択薬であり、虚実（体力のある、なし）に関わらず用いても一定の効果がある。

処方量、1包 × 3回（食前）／日　～3日

▶ 選択チャート

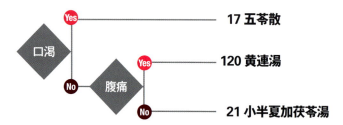

▶ 症状別選択表

		腹痛	嘔吐	口渇	尿減少	めまい
17	五苓散	±	++	+	+	±
120	黄連湯	++	+	−	−	−
21	小半夏加茯苓湯	−	++	−	±	±

120 黄連湯 ｜おうれんとう

悪心、嘔吐、腹痛、上腹部の重苦しい症状、季肋部の抵抗圧痛（胸脇苦満[1]）がみられる場合に用いる。
（処方量、1包×3回（食前）／日　〜3日）

21 小半夏加茯苓湯 ｜しょうはんげかぶくりょうとう

妊娠悪阻の代表的な薬である。胃炎の嘔吐にも用いる。
（処方量、1包×3回（食前）／日　〜3日）

---

1) 胸脇苦満（季肋部苦満感）とは、季肋部に充満感があり、つまったように苦しく、按圧すると圧痛や抵抗を認める。柴胡の適応とする病態である。

消化器疾患

嘔吐
体力のない場合

○ 第一選択薬

32 人参湯
にんじんとう

---

32 人参湯：冷えによって生ずる嘔吐、胃痛に用いる。下痢にも効果がある。

> 処方量、1包 × 3回（食前）／日　〜3日

▶ 選択チャート

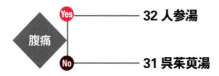

▶ 症状別選択表

		嘔吐	腹痛	冷え	食欲不振	頭痛	下痢
32	人参湯	++	+	++	+	−	+
31	呉茱萸湯	+	−	+	−	++	±

31 呉茱萸湯 ｜ごしゅゆとう
急な激しい嘔吐のほか、片頭痛にもよく用いる。
（処方量、1包 × 3回（食前）／日　〜3日）

消化器疾患

便秘
体力のある場合

● 第一選択薬

84 大黄甘草湯
だいおうかんぞうとう

84 大黄甘草湯：通常の便秘症の第一選択薬である。

処方量、1包 × 3回（食前、便の状態で量を加減）／日　～4日

▶ 選択チャート

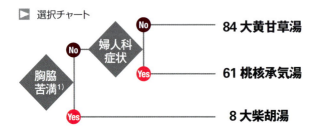

▶ 症状別選択表

	便秘	悪心	嘔吐	のぼせ	婦人科症状
84 大黄甘草湯	+	+	+	−	−
61 桃核承気湯	++	−	−	+	+
8 大柴胡湯	++	+	+	−	−

61 桃核承気湯 | とうかくじょうきとう

便秘に瘀血[2]（下腹部腹腔内の末梢循環不全）を伴う場合に用いる。

（処方量、1包 × 3回（食前、便の状態で量を加減）／日 〜4日）

8 大柴胡湯 | だいさいことう

上腹部の膨満、季肋部の抵抗圧痛（胸脇苦満[1]）がみられる場合に用いる。

（処方量、1包 × 3回（食前、便の状態で量を加減）／日 〜4日）

---

1) 胸脇苦満（季肋部苦満感）とは、季肋部に充満感があり、つまったように苦しく、按圧すると圧痛や抵抗を認める。柴胡の適応とする病態である。
2) 瘀血（おけつ）とは、血液の循環障害と類似した病態と考えられる。全身を正常に巡るべき血液が局所にうっ滞して病的な状態になるという概念である。瘀血の症状としては、下腹部痛、肌荒れ、皮膚のしみ、月経異常などがある。現代医学的には、血管の閉塞性病変である脳梗塞や心筋梗塞、打撲、外傷、皮下出血、腫瘍、高脂血症、子宮内膜症、子宮筋腫などの疾患が瘀血に関係があると考えられている。

消化器疾患

便秘
体力のない場合

● 第一選択薬

126 麻子仁丸
ましにんがん

---

126 麻子仁丸：老人など体力が低下し、兎糞状の便がみられる場合に用いる。

処方量、1包 × 3回（食前、便の状態で量を加減）／日　～4日

▶ 選択チャート

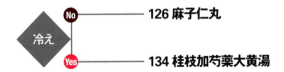

▶ 症状別選択表

		嘔吐	冷え	腹痛	皮膚乾燥
126	麻子仁丸	±	−	−	＋
134	桂枝加芍薬大黄湯	−	＋	＋	−

134 桂枝加芍薬大黄湯 ｜けいしかしゃくやくだいおうとう

腹部膨満、腹痛、便秘の場合に用いる。
（処方量、1包 × 3回（食前、便の状態で量を加減）／日
～4日）

消化器疾患

下痢
体力のある場合

● 第一選択薬

14 半夏瀉心湯
はんげしゃしんとう

---

14 半夏瀉心湯：心窩部つかえ（心窩部膨満感）、腹鳴がみられる場合に用いる。

処方量、1包 × 3回（食前）／日　〜4日

▶ 選択チャート

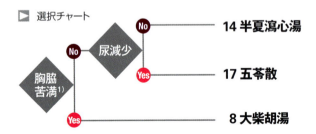

1) 胸脇苦満 No → 尿減少 No → **14 半夏瀉心湯**
   尿減少 Yes → **17 五苓散**
   胸脇苦満 Yes → **8 大柴胡湯**

▶ 症状別選択表

	腹痛	嘔吐	心窩部つかえ	尿減少
14 半夏瀉心湯	+	+	++	−
17 五苓散	−	+	±	++
8 大柴胡湯	+	±	+	−

17 五苓散 | ごれいさん

下痢、嘔吐、口渇、尿減少がみられる場合に用いる。
（処方量、1包 × 3回（食前）／日　～4日）

8 大柴胡湯 | だいさいことう

下痢、腹痛、季肋部の抵抗圧痛（胸脇苦満[1]）がみられる場合に用いる。半夏瀉心湯と大柴胡湯の選択を、腹部所見（腹証）で区別することは、たいへん難しい。
（処方量、1包 × 3回（食前）／日　～4日）

---

1) 胸脇苦満（季肋部苦満感）とは、季肋部に充満感があり、つまったように苦しく、按圧すると圧痛や抵抗を認める。柴胡の適応とする病態である。

消化器疾患

下痢
体力のない場合

● 第一選択薬

30 真武湯
しんぶとう

30 真武湯：下痢、全身の冷え、めまいなどの症状がみられる場合に用いる。

処方量、1包 × 3回（食前）／日　〜7日

▶ 選択チャート

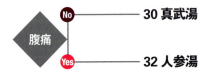

▶ 症状別選択表

		腹痛	悪心	冷え	めまい
30	真武湯	±	−	++	+
32	人参湯	++	+	++	−

32 人参湯 ｜にんじんとう
冷えによって生じる下痢、胃痛に用いる。
（処方量、1包 × 3回（食前）／日　～7日）

消化器疾患

口内炎
体力のある場合

● 第一選択薬

15 黄連解毒湯
おうれんげどくとう

---

15 黄連解毒湯：のぼせ、顔面紅潮など顔面に熱状（新陳代謝の亢進）がある口内炎に用いる。

処方量、1包 × 3回（食前）／日　～4日

▶ 選択チャート

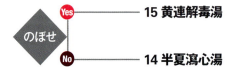

のぼせ
- Yes ── **15 黄連解毒湯**
- No ── **14 半夏瀉心湯**

▶ 症状別選択表

	口内炎	腹痛	嘔吐	心窩部つかえ
15 黄連解毒湯	++	+	−	−
14 半夏瀉心湯	+	+	+	++

14 半夏瀉心湯 ｜はんげしゃしんとう

心窩部つかえ（心窩部膨満感）、腹鳴がある口内炎に用いる。
（処方量、1包 × 3回（食前）／日　～4日）

消化器疾患

口内炎
体力のない場合

● 第一選択薬

43 六君子湯
りっくんしとう

43 六君子湯：慢性の胃腸障害があり、食欲不振、全身倦怠感を伴う口内炎に用いる。

処方量、1包 × 3回（食前）／日　〜7日

▶ 選択チャート

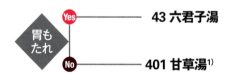

▶ 症状別選択表

		腹痛	悪心	冷え	腹張り
43	六君子湯	−	−	−	+
401	甘草湯[1ature)	+	+	−	−

401 甘草湯[1] | かんぞうとう
特に体質、体力を問わず用いることができる。
（処方量、1包 × 3回（食前）／日　〜7日）

1）クラシエ細粒

消化器疾患

消化器疾患

胃炎（痛みのある場合）
体力のある場合

● 第一選択薬

10 柴胡桂枝湯
さいこけいしとう

---

10 柴胡桂枝湯：急な腹痛、上腹部の鈍痛に用いられ、特に季肋部の抵抗圧痛（胸脇苦満[1]）と腹直筋の緊張がみられる場合に用いる。

処方量、1包 × 3回（食前）／日　〜7日

▶ 選択チャート

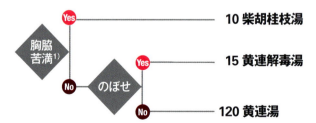

▶ 症状別選択表

		腹痛	悪心	嘔吐	食欲不振	胃もたれ	のぼせ
10	柴胡桂枝湯	+	+	+	+	+	−
15	黄連解毒湯	+	−	−	−	−	+
120	黄連湯	+	+	+	+	−	−

15 黄連解毒湯 | おうれんげどくとう

のぼせ、顔面紅潮など顔面に熱状（新陳代謝の亢進）がみられる胃炎に用いる。
（処方量、1包 × 3回（食前）／日　～7日）

120 黄連湯 | おうれんとう

悪心、嘔吐、腹痛、上腹部の重苦しい症状、季肋部の抵抗圧痛（胸脇苦満[1]）がみられる場合に用いる。
（処方量、1包 × 3回（食前）／日　～7日）

---

1) 胸脇苦満（季肋部苦満感）とは、季肋部に充満感があり、つまったように苦しく、按圧すると圧痛や抵抗を認める。柴胡の適応とする病態である。

消化器疾患

胃炎（痛みのある場合）
体力のない場合

○ 第一選択薬

5 安中散
あんちゅうさん

5 安中散：胃痛、嘔吐、胸焼けなどの症状がみられる胃炎に用いる。

処方量、1包 × 3回（食前）／日　～7日

▶ 選択チャート

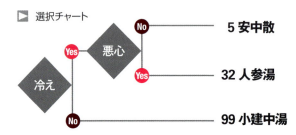

▶ 症状別選択表

		腹痛	悪心	冷え	食欲不振	胃もたれ	下痢
5	安中散	++	−	+	−	−	−
32	人参湯	+	+	++	+	+	+
99	小建中湯	+	−	+	+	−	±

32 人参湯 ｜にんじんとう
心窩部の緊張が強い胃炎のほか、冷えによって生じる胃痛、胃炎に用いる。下痢にも効果がある。
（処方量、1包 × 3回（食前）／日　〜7日）

99 小建中湯 ｜しょうけんちゅうとう
急な激しい腹痛で腹直筋に強い緊張がみられる胃炎に用いる。
（処方量、1包 × 3回（食前）／日　〜7日）

消化器疾患

胃炎（もたれのある場合）
体力のある場合

● 第一選択薬

10 柴胡桂枝湯
さいこけいしとう

---

10 柴胡桂枝湯：急な腹痛、季肋部の抵抗圧痛（胸脇苦満[1]）と腹直筋の緊張がみられる胃炎に用いる。

処方量、1包 × 3回（食前）／日　～7日

▶ 選択チャート

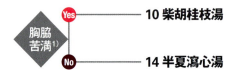

▶ 症状別選択表

		腹痛	悪心	嘔吐	食欲不振	胃もたれ	胸脇苦満[1]
10	柴胡桂枝湯	+	+	±	+	±	+
14	半夏瀉心湯	±	+	±	+	+	−

14 半夏瀉心湯 | はんげしゃしんとう

心窩部つかえ（心窩部膨満感）、腹鳴がある胃炎に用いる。
（処方量、1包 × 3回（食前）／日　〜7日）

---

1) 胸脇苦満（季肋部苦満感）とは、季肋部に充満感があり、つまったように苦しく、按圧すると圧痛や抵抗を認める。柴胡の適応とする病態である。

消化器疾患

胃炎（もたれのある場合）
体力のない場合

● 第一選択薬

43 六君子湯
りっくんしとう

43 六君子湯：慢性の胃腸障害があり、食欲不振、全身倦怠感を伴う胃炎に用いる。

処方量、1包 × 3回（食前）／日　～14日

▶ 選択チャート

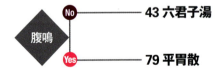

▶ 症状別選択表

		腹痛	悪心	冷え	腹満	胃も たれ	腹鳴
43	六君子湯	−	−	−	＋	＋＋	−
79	平胃散	±	＋	−	＋	＋	＋

79 平胃散 ｜へいいさん
特に体質、体力を問わず用いることができる。
（処方量、1包 × 3回（食前）／日　〜14日）

消化器疾患

過敏性腸症候群
体力のある場合

● 第一選択薬

134 桂枝加芍薬大黄湯
けいしかしゃくやくだいおうとう

---

134 桂枝加芍薬大黄湯：しぶり腹で排便の後、直ぐ便意を催し、便秘が主体の場合に用いる。

> 処方量、1包 × 3回（食前）／日　～14日

▶ 選択チャート

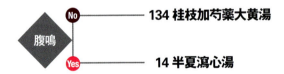

▶ 症状別選択表

		下痢	腹痛	便秘	腹部膨満	腹鳴
134	桂枝加芍薬大黄湯	±	+	+	+	−
14	半夏瀉心湯	+	−	±	+	+

14 半夏瀉心湯 | はんげしゃしんとう

心窩部つかえ(心窩部膨満感)、腹鳴、下痢がみられる場合に用いる。
(処方量、1包 × 3回(食前)／日　〜14日)

消化器疾患

過敏性腸症候群
体力のない場合

○ 第一選択薬

60 桂枝加芍薬湯
けいしかしゃくやくとう

---

60 桂枝加芍薬湯：下痢でしぶり腹で排便の後、直ぐ便意を催す場合に用いる。

処方量、1包 × 3回（食前）／日　〜14日

▶ 選択チャート

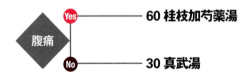

▶ 症状別選択表

		腹痛	悪心	冷え	下痢	便秘
60	桂枝加芍薬湯	＋	＋	＋	＋	－
30	真武湯	＋	－	＋	＋＋	－

30 真武湯 |しんぶとう

下痢、全身の冷え、めまいなどの症状がみられる場合に用いる。

(処方量、1包×3回(食前)／日　～14日)

消化器疾患

潰瘍性大腸炎
体力のある場合

○ 第一選択薬

15 黄連解毒湯
おうれんげどくとう

---

15 黄連解毒湯：のぼせ、顔面紅潮など顔面に熱状（新陳代謝の亢進）がみられる腹痛に用いる。

> 処方量、1包 × 3回（食前）／日　～14日

▶ 選択チャート

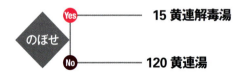

▶ 症状別選択表

		下痢	腹痛	嘔吐	食欲不振	尿減少	のぼせ
15	黄連解毒湯	＋	＋	－	－	－	＋
120	黄連湯	±	＋	＋	＋	－	－

120 黄連湯 | おうれんとう

悪心、嘔吐、腹痛、上腹部の重苦しい症状、季肋部の抵抗圧痛（胸脇苦満[1]）がみられる場合に用いる。
（処方量、1包 × 3回（食前）／日　〜14日）

---

[1] 胸脇苦満（季肋部苦満感）とは、季肋部に充満感があり、つまったように苦しく、按圧すると圧痛や抵抗を認める。柴胡の適応とする病態である。

消化器疾患

潰瘍性大腸炎
体力のない場合

● 第一選択薬

100 大建中湯
だいけんちゅうとう

---

100 大建中湯：体力が衰えた虚弱な場合の冷え、腹痛、腹部膨満に用いる。

> 処方量、1包 × 3回（食前）／日　〜14日

▶ 選択チャート

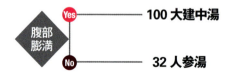

腹部膨満 — Yes → 100 大建中湯
腹部膨満 — No → 32 人参湯

▶ 症状別選択表

		腹痛	悪心	冷え	下痢	腹部膨満
100	大建中湯	+	+	+	±	++
32	人参湯	+	+	+	+	−

32 人参湯 ｜にんじんとう
冷えによって生じる下痢、腹痛に用いる。
（処方量、1包×3回（食前）／日　～14日）

循環器疾患

主に用いる漢方エキス剤

　循環器疾患の中で用いられる漢方エキス剤としては、**柴胡加竜骨牡蛎湯、半夏厚朴湯、黄連解毒湯、炙甘草湯、桂枝加竜骨牡蛎湯、大柴胡湯、七物降下湯、八味地黄丸**などがある。

　処方するうえで注意すべき漢方エキス剤としては、**炙甘草湯**がある。グリチルリチンが主成分である甘草を多量に含むため、アルドステロン症と同様の症状である偽アルドステロン症を発症する可能性がある。体内に塩分と水分をため、カリウムの排出を促すため、血圧の上昇、浮腫、低カリウム血症などに注意が必要である。

▶ 漢方エキス剤で対応できる疾患

動悸 **78ページ**

高血圧症 **82ページ**

漢方処方のヒント

「病人の強壮、羸弱（るいじゃく）や病の軽重、緩急とを考慮して薬の量を決めるべきである」　　　　　　（「栗園医訓」より引用）

　「1日3包 食前」という画一的、定型的な処方の仕方ではなく、老人や弱っている病人には「1日2包 朝夕食前」あるいは「1日1包 朝食前」などのように病人の状態に応じて臨機応変に薬の分量、飲み方を変えるべきである。

循環器疾患

動悸
体力のある場合

○ 第一選択薬

12 柴胡加竜骨牡蛎湯
さいこかりゅうこつぼれいとう

---

12 柴胡加竜骨牡蛎湯：動悸、胸脇苦満[1]（季肋部苦満感）、精神症状がみられる場合に用いる。

処方量、1包 × 3回（食前）／日　～14日

▶ 選択チャート

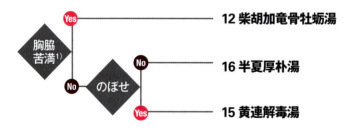

▶ 症状別選択表

		動悸	不眠	興奮	便秘	うつ症状
12	柴胡加竜骨牡蛎湯	++	+	−	+	+
16	半夏厚朴湯	+	+	−	−	+
15	黄連解毒湯	+	+	+	−	−

16 半夏厚朴湯 ｜はんげこうぼくとう
咽喉異物感、咽喉閉塞感、うつ症状がみられる場合に用いる。
（処方量、1包 × 3回（食前）／日　〜14日）

15 黄連解毒湯 ｜おうれんげどくとう
のぼせ、顔面紅潮、興奮症状がみられる場合に用いる。
（処方量、1包 × 3回（食前）／日　〜14日）

---

1) 胸脇苦満（季肋部苦満感）とは、季肋部に充満感があり、つまったように苦しく、按圧すると圧痛や抵抗を認める。柴胡の適応とする病態である。

循環器疾患

動悸
体力のない場合

● 第一選択薬

64 炙甘草湯
しゃかんぞうとう

64 炙甘草湯：体質や虚実に関わらず用いることができる。

処方量、1包 × 3回（食前、または発作時に1包）
／日　〜7日

▶ 選択チャート

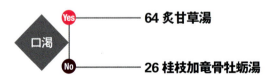

口渇　Yes ── **64 炙甘草湯**
　　　No ── **26 桂枝加竜骨牡蛎湯**

▶ 症状別選択表

		動悸	不眠	便秘	発汗	口渇
64	炙甘草湯	++	+	+	+	+
26	桂枝加竜骨牡蛎湯	+	+	−	+	−

26 桂枝加竜骨牡蛎湯 | けいしかりゅうこつぼれいとう

発汗傾向、神経過敏、精神不安がみられる場合に用いる。
(処方量、1包×3回(食前、または発作時に1包)
／日 〜7日)

循環器疾患

高血圧症
体力のある場合

○ 第一選択薬

15 黄連解毒湯
おうれんげどくとう

15 黄連解毒湯：のぼせ、顔面紅潮、興奮症状がみられる場合に用いる。

処方量、1包×3回（食前）／日　～14日

▶ 選択チャート

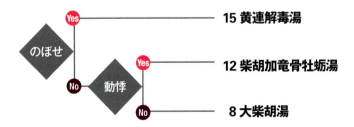

- のぼせ Yes → **15 黄連解毒湯**
- のぼせ No → 動悸 Yes → **12 柴胡加竜骨牡蛎湯**
- 動悸 No → **8 大柴胡湯**

▶ 症状別選択表

	動悸	不眠	興奮	便秘	うつ症状	肩こり
15 黄連解毒湯	+	+	+	−	−	−
12 柴胡加竜骨牡蛎湯	+	+	−	+	+	+
8 大柴胡湯	−	+	−	+	±	+

12 柴胡加竜骨牡蛎湯 | さいこかりゅうこつぼれいとう
動悸、胸脇苦満[1]（季肋部苦満感）、精神症状がみられる場合にに用いる。
（処方量、1包×3回（食前）／日　〜14日）

8 大柴胡湯 | だいさいことう
季肋部苦満感（胸脇苦満[1]）、肩こり、便秘などがみられる場合に用いる。
（処方量、1包×3回（食前）／日　〜14日）

---

1) 胸脇苦満（季肋部苦満感）とは、季肋部に充満感があり、つまったように苦しく、按圧すると圧痛や抵抗を認める。柴胡の適応とする病態である。

循環器疾患

高血圧症
体力のない場合

● 第一選択薬

46 七物降下湯
しちもつこうかとう

---

46 七物降下湯：虚証（体力のない場合）で冷え、貧血傾向がみられる場合に用いる。

> 処方量、1包×3回（食前）／日　〜14日

▶ 選択チャート

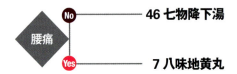

▶ 症状別選択表

		浮腫	不眠	便秘	冷え	頭痛	腰痛
46	七物降下湯	−	＋	＋	＋	＋	−
7	八味地黄丸	＋	−	±	＋	−	＋

7 八味地黄丸 | はちみじおうがん
下半身の脱力、疼痛、浮腫がみられる場合に用いる。
（処方量、1包 × 3回（食前）／日　～14日）

腎泌尿器疾患

主に用いる漢方エキス剤

腎泌尿器疾患の中で用いられる漢方エキス剤としては、**越婢加朮湯、五苓散、桂枝茯苓丸、真武湯、防已黄耆湯、茵蔯蒿湯、八味地黄丸、牛車腎気丸、柴胡加竜骨牡蛎湯、柴苓湯、猪苓湯、大黄牡丹皮湯、清心蓮子飲、大柴胡湯、大建中湯**などがある。

処方するうえで注意すべき漢方エキス剤としては、大黄を含む薬（**茵蔯蒿湯、大黄牡丹皮湯、大柴胡湯**）がある(38ページ参照)。

▶ **漢方エキス剤で対応できる疾患**

浮腫 **88**ページ

尿減少 **92**ページ

慢性腎炎 **96**ページ

尿路感染症 **100**ページ

前立腺肥大症 **104**ページ

尿路結石症 **108**ページ

漢方処方のヒント

「陰陽、表裏、虚実、寒熱は医家の最も重要な根本原則である。あらゆる病気に臨んでこの八つを精細に考え、区別すべきである」
（「栗園医訓」より引用）

　陰陽、表裏、虚実、寒熱の中で、虚実が最も重要である。「虚実さえ間違わなければ、まあまあの漢方治療ができる」と昔の名医の言もある。

腎泌尿器疾患

浮腫
体力のある場合

● 第一選択薬

17 五苓散
ごれいさん

---

17 五苓散：口渇、尿減少、悪心、嘔吐、めまいなどがみられる場合に用いる。

> 処方量、1包 × 3回（食前）／日　〜14日

▶ 選択チャート

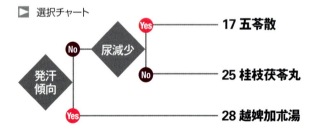

▶ 症状別選択表

		浮腫	口渇	尿減少	関節痛	嘔吐	月経異常
17	五苓散	+	+	+	−	+	−
25	桂枝茯苓丸	+	−	−	−	−	+
28	越婢加朮湯	+	+	+	+	−	−

25 桂枝茯苓丸 │けいしぶくりょうがん
婦人の月経異常を伴い、浮腫、冷えなどがみられる場合に用いる。
(処方量、1包×3回(食前)／日　〜14日)

28 越婢加朮湯 │えっぴかじゅつとう
発汗傾向があり尿減少、口渇がみられる場合に用いる。
(処方量、1包×3回(食前)／日　〜14日)

腎泌尿器疾患

浮腫
体力のない場合

● 第一選択薬

30 真武湯
しんぶとう

---

30 真武湯：冷えがあり、下痢、浮腫がみられる場合に用いる。

処方量、1包×3回（食前）／日　〜14日

▶ 選択チャート

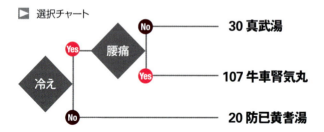

▶ 症状別選択表

	浮腫	口渇	尿減少	関節痛	下痢	冷え
30 真武湯	+	−	+	−	+	+
107 牛車腎気丸	+	−	+	−		+
20 防已黄耆湯	+	−	±	+	−	−

107 牛車腎気丸 | ごしゃじんきがん
冷え、腰痛などがみられる場合に用いる。
（処方量、1包 × 3回（食前）／日　〜14日）

20 防已黄耆湯 | ぼういおうぎとう
水太り体質で、関節炎、発汗傾向がみられる場合に用いる。
（処方量、1包 × 3回（食前）／日　〜14日）

腎泌尿器疾患

尿減少
体力のある場合

● 第一選択薬

17 五苓散
ごれいさん

17 五苓散：口渇、尿減少、悪心嘔吐、めまいなどがみられる場合に用いる。

処方量、1包 × 3回（食前）／日　～14日

▶ 選択チャート

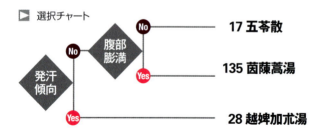

▶ 症状別選択表

	浮腫	口渇	便秘	嘔吐	腹部膨満
17 五苓散	+	+	−	+	−
135 茵蔯蒿湯	+	+	+	+	+
28 越婢加朮湯	+	+	+	−	−

135 茵蔯蒿湯 | いんちんこうとう
黄疸、腹部膨満、尿減少がみられる場合に用いる。
(処方量、1包 × 3回(食前)／日　～14日)

28 越婢加朮湯 | えっぴかじゅつとう
発汗傾向があり尿減少、口渇がみられる場合に用いる。
(処方量、1包 × 3回(食前)／日　～14日)

腎泌尿器疾患

尿減少
体力のない場合

● 第一選択薬

30 真武湯
しんぶとう

---

30 真武湯：冷えがあり、下痢、浮腫がみられる場合に用いる。

> 処方量、1包×3回（食前）／日　～14日

▶ 選択チャート

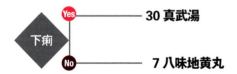

▶ 症状別選択表

		浮腫	口渇	関節痛	嘔吐	下痢
30	真武湯	+	−	−	−	+
7	八味地黄丸	+	−	−	−	−

7 八味地黄丸 | はちみじおうがん
冷え、腰痛、排尿困難などがみられる場合に用いる。
（処方量、1包 × 3回（食前）／日　～14日）

腎泌尿器疾患

慢性腎炎
体力のある場合

● 第一選択薬

17 五苓散
ごれいさん

---

17 五苓散：口渇、尿減少、悪心嘔吐、めまいなどがみられる場合に用いる。

処方量、1包 × 3回（食前）／日　～14日

▶ 選択チャート

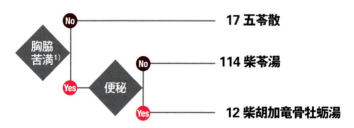

▶ 症状別選択表

	浮腫	口渇	尿減少	便秘	胸脇苦満[1]
17 五苓散	+	+	+	−	−
114 柴苓湯	+	+	+	−	+
12 柴胡加竜骨牡蛎湯	−	−	−	+	+

114 柴苓湯 | さいれいとう

五苓散の症状に、胸脇苦満[1]（季肋部苦満感）を伴う場合に用いる。
（処方量、1包 × 3回（食前）／日 ～14日）

12 柴胡加竜骨牡蛎湯 | さいこかりゅうこつぼれいとう

胸脇苦満[1]（季肋部苦満感）、便秘、精神症状がみられる場合に用いる。
（処方量、1包 × 3回（食前）／日 ～14日）

---

1) 胸脇苦満（季肋部苦満感）とは、季肋部に充満感があり、つまったように苦しく、按圧すると圧痛や抵抗を認める。柴胡の適応とする病態である。

腎泌尿器疾患

慢性腎炎
体力のない場合

● 第一選択薬

30 真武湯
しんぶとう

30 真武湯：冷えがあり、下痢、浮腫がみられる場合に用いる。

処方量、1包×3回（食前）／日　〜14日

▶ 選択チャート

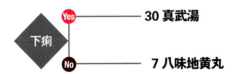

下痢 — Yes → **30 真武湯**
　　　 No → **7 八味地黄丸**

▶ 症状別選択表

		浮腫	口渇	下痢	腰痛
30	真武湯	+	−	+	−
7	八味地黄丸	±	−	−	+

7 八味地黄丸 ｜はちみじおうがん
冷え、腰痛、排尿困難などがみられる場合に用いる。
(処方量、1包 × 3回(食前)／日　～14日)

腎泌尿器疾患

尿路感染症
体力のある場合

● 第一選択薬

40 猪苓湯
ちょれいとう

40 猪苓湯：体力が普通で、尿量減少、排尿困難、尿道痛、口渇などがみられる場合に用いる。

処方量、1包 × 3回（食前）／日　〜7日

▶ 選択チャート

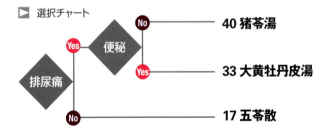

▶ 症状別選択表

		浮腫	口渇	尿減少	便秘	残尿感	排尿痛
40	猪苓湯	−	+	−	+	+	+
33	大黄牡丹皮湯	−	±	+	++	+	+
17	五苓散	+	+	+	−	−	−

33 大黄牡丹皮湯 | だいおうぼたんぴとう
排尿痛、下腹部痛、便秘がみられる場合に用いる。
（処方量、1包 × 3回（食前）／日　～7日）

17 五苓散 | ごれいさん
口渇、尿減少、悪心嘔吐、めまいなどがみられる場合に用いる。
（処方量、1包 × 3回（食前）／日　～7日）

腎泌尿器疾患

尿路感染症
体力のない場合

● 第一選択薬

111 清心蓮子飲
せいしんれんしいん

111 清心蓮子飲：冷え、残尿感がみられる虚証（体力のない場合）に用いる。

処方量、1包 × 3回（食前）／日　〜7日

▶ 選択チャート

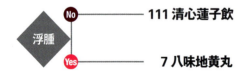

▶ 症状別選択表

		浮腫	尿減少	残尿感	冷え
111	清心蓮子飲	−	+	+	+
7	八味地黄丸	+	±	−	+

7 八味地黄丸 | はちみじおうがん
冷え、腰痛、排尿困難などがみられる場合に用いる。
(処方量、1包 × 3回（食前）／日　～7日)

腎泌尿器疾患

前立腺肥大症
体力のある場合

● 第一選択薬

40 猪苓湯
ちょれいとう

40 猪苓湯：体力が普通で、尿量減少、排尿困難、尿道痛、口渇などがみられる場合に用いる。

処方量、1包 × 3回（食前）／日　～14日

▶ 選択チャート

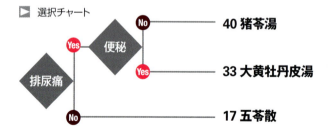

▶ 症状別選択表

		浮腫	口渇	尿減少	便秘	残尿感	排尿痛
40	猪苓湯	−	+	−	+	+	+
33	大黄牡丹皮湯	−	±	+	++	+	+
17	五苓散	+	+	+	−	−	−

33 大黄牡丹皮湯 | だいおうぼたんぴとう
排尿痛、下腹部痛、便秘がみられる場合に用いる。
(処方量、1包 × 3回(食前)／日　〜14日)

17 五苓散 | ごれいさん
口渇、尿減少、悪心、嘔吐、めまいなどがみられる場合に用いる。
(処方量、1包 × 3回(食前)／日　〜14日)

腎泌尿器疾患

前立腺肥大症
体力のない場合

● 第一選択薬

7 八味地黄丸
はちみじおうがん

7 八味地黄丸：冷え、腰痛、排尿困難などがみられる場合に用いる。

処方量、1包 × 3回（食前）／日　～14日

▶ 選択チャート

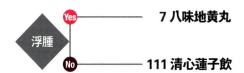

浮腫
- Yes → **7 八味地黄丸**
- No → **111 清心蓮子飲**

▶ 症状別選択表

		浮腫	尿減少	残尿感	冷え
7	八味地黄丸	+	±	−	+
111	清心蓮子飲	−	+	+	+

111 清心蓮子飲 ｜せいしんれんしいん
冷え、残尿感がみられる場合に用いる。
（処方量、1包 × 3回（食前）／日　〜14日）

腎泌尿器疾患

尿路結石症
体力のある場合

● 第一選択薬

40 猪苓湯
ちょれいとう

---

40 猪苓湯：体力が普通で、尿量減少、排尿困難、尿道痛、口渇などのほか、排尿痛がみられる場合に用いる。

処方量、1包 × 3回（食前）／日　～14日

▶ 選択チャート

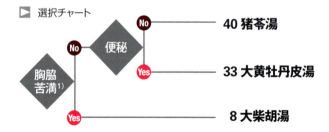

▶ 症状別選択表

		排尿痛	口渇	尿減少	便秘	胸脇苦満[1]
40	猪苓湯	+	+	+	−	−
33	大黄牡丹皮湯	+	±	+	++	−
8	大柴胡湯	±	+	−	+	++

33 大黄牡丹皮湯 | だいおうぼたんぴとう
排尿痛、下腹部痛、便秘がみられる場合に用いる。
(処方量、1包 × 3回(食前)／日　～14日)

8 大柴胡湯 | だいさいことう
便秘、胸脇苦満[1](季肋部苦満感)がみられる場合に用いる。
(処方量、1包 × 3回(食前)／日　～14日)

---

[1] 胸脇苦満(季肋部苦満感)とは、季肋部に充満感があり、つまったように苦しく、按圧すると圧痛や抵抗を認める。柴胡の適応とする病態である。

腎泌尿器疾患

尿路結石症
体力のない場合

● 第一選択薬

100 大建中湯
だいけんちゅうとう

---

100 大建中湯：強い腹痛がみられる場合に用いる。

処方量、1包 × 3回（食前）／日　〜14日

▶ 選択チャート

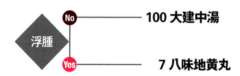

▶ 症状別選択表

		浮腫	腹痛	冷え	腹部膨満
100	大建中湯	−	＋	＋	＋
7	八味地黄丸	＋	±	＋	−

7 八味地黄丸 ｜はちみじおうがん
冷え、腰痛、排尿困難などがみられる場合に用いる。
(処方量、1包 × 3回(食前)／日　〜14日)

血液疾患

主に用いる漢方エキス剤

　血液疾患の中で用いられる漢方エキス剤としては、**芎帰膠艾湯、温清飲、帰脾湯、十全大補湯、黄連解毒湯、柴胡桂枝湯、加味帰脾湯、黄耆建中湯**などがある。

　処方するうえで注意すべき漢方エキス剤としては、地黄を含む薬(**芎帰膠艾湯、温清飲、十全大補湯**)がある。地黄は補血作用、強壮作用をもつが、胃部不快感、上腹部痛など消化管に対する副作用がある。

▶ 漢方エキス剤で対応できる疾患

貧血（鉄欠乏性貧血） **114**ページ

血小板減少性紫斑病 **118**ページ

漢方処方のヒント

実証・虚証と瀉剤（しゃざい）・補剤（ほざい）

　漢方治療で最も大切なことは、虚実を診断することである。本書で「体力がある」（実証）、「体力がない」（虚証）と記載しているが、この実証、虚証を診断することが漢方の要点である。実証と診断すれば、治療には瀉剤（病気そのものを体から出す薬）を用い、虚証と診断すれば補剤（体力や抵抗力を高める薬）を用いて治療する。

血液疾患

貧血（鉄欠乏性貧血）
体力のある場合

● 第一選択薬

77 芎帰膠艾湯
きゅうききょうがいとう

---

77 芎帰膠艾湯：動悸、息切れ、顔面蒼白などがみられる場合に用いる。

> 処方量、1包 × 3回（食前）／日　〜14日

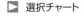 選択チャート

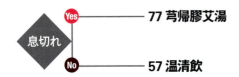

息切れ
- Yes ── **77 芎帰膠艾湯**
- No ── **57 温清飲**

▶ 症状別選択表

		動悸	不眠	息切れ	めまい	ほてり
77	芎帰膠艾湯	＋	＋	＋	＋	＋
57	温清飲	＋	＋	－	－	＋

57 温清飲 ｜うんせいいん
実証（体力のある場合）の貧血薬であり、のぼせなどがみられる場合に用いる。
（処方量、1包 × 3回（食前）／日　～14日）

血液疾患

貧血（鉄欠乏性貧血）
体力のない場合

● 第一選択薬

65 帰脾湯
きひとう

65 帰脾湯：貧血や思慮過度による障害に用いる。

処方量、1包×3回（食前）／日　〜14日

▶ 選択チャート

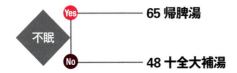

▶ 症状別選択表

		動悸	不眠	鬱症状	発汗	食欲不振	口渇
65	帰脾湯	+	+	+	+	+	−
48	十全大補湯	−	−	−	−	++	+

48 十全大補湯 ｜じゅうぜんたいほとう
体力低下、食欲不振などの場合に用いる。
（処方量、1包 × 3回（食前）／日　〜14日）

血液疾患

血小板減少性紫斑病
体力のある場合

● 第一選択薬

15 黄連解毒湯
おうれんげどくとう

15 黄連解毒湯：のぼせ、顔面紅潮、興奮症状がみられる場合に用いる。

> 処方量、1包 × 3回（食前）／日　〜14日

▶ 選択チャート

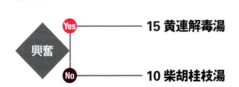

▶ 症状別選択表

	不眠	興奮	肩こり	胸脇苦満[1]
15 黄連解毒湯	+	+	−	−
10 柴胡桂枝湯	−	−	+	+

10 柴胡桂枝湯 | さいこけいしとう

胃痛、肩こり、胸脇苦満[1]（季肋部苦満感）などの症状がみられる場合に用いる。
（処方量、1包 × 3回（食前）／日　～14日）

---

1) 胸脇苦満（季肋部苦満感）とは、季肋部に充満感があり、つまったように苦しく、按圧すると圧痛や抵抗を認める。柴胡の適応とする病態である。

血液疾患

血小板減少性紫斑病
体力のない場合

○ 第一選択薬

137 加味帰脾湯
かみきひとう

---

137 加味帰脾湯：貧血気味で精神不安、健忘、動悸などがみられる場合に用いる。

処方量、1包×3回（食前）／日　〜14日

 選択チャート

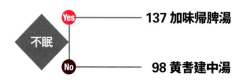

▶ 症状別選択表

	不眠	健忘	精神不安	食欲不振
137 加味帰脾湯	＋	＋	＋	±
98 黄耆建中湯	－	－	－	＋

98 黄耆建中湯 | おうぎけんちゅうとう
貧血、衰弱が強い場合に用いる。
（処方量、1包 × 3回（食前）／日　〜14日）

代謝系疾患

主に用いる漢方エキス剤

　代謝系疾患の中で用いられる漢方エキス剤としては、**防風通聖散、大柴胡湯、桃核承気湯、防已黄耆湯、五苓散、白虎加人参湯、八味地黄丸、四君子湯、柴胡桂枝湯、桂枝茯苓丸、六君子湯**などがある。

　処方するうえで注意すべきものとしては、大黄を含む薬（**防風通聖散、大柴胡湯、桃核承気湯**）がある（38ページ参照）。

▶ 漢方エキス剤で対応できる疾患

肥満	**124**ページ
糖尿病	**128**ページ
高脂血症	**132**ページ

漢方処方のヒント

> 「宗教を信じて医師を信じない者と、財を重んじて命を軽んずる者は、診療を拒絶するべきである」　　　　（「栗園医訓」より引用）

　当然、これは医師法の許す範囲で行うべきである。医師を信じない者を治療することは困難である。

代謝系疾患

肥満
体力のある場合

● 第一選択薬

62 防風通聖散
ぼうふうつうしょうさん

---

62 防風通聖散：肥満、便秘、むくみなどの症状がみられる場合に用いる。

> 処方量、1包×3回（食前）／日　～14日

▶ 選択チャート

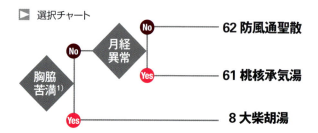

▶ 症状別選択表

	便秘	腹部膨満	胸脇苦満[1]	月経異常
62 防風通聖散	＋	＋	－	－
61 桃核承気湯	＋	－	－	＋
8 大柴胡湯	＋	＋	++	－

61 桃核承気湯 | とうかくじょうきとう

便秘と月経異常があり、下腹部の抵抗圧痛（瘀血[2]）がみられる場合に用いる。
（処方量、1包 × 3回（食前）／日　〜14日）

8 大柴胡湯 | だいさいことう

肥満、便秘、胸脇苦満[1]（季肋部苦満感）がみられる場合に用いる。
（処方量、1包 × 3回（食前）／日　〜14日）

---

1) 胸脇苦満（季肋部苦満感）とは、季肋部に充満感があり、つまったように苦しく、按圧すると圧痛や抵抗を認める。柴胡の適応とする病態である。
2) 瘀血（おけつ）とは、血液の循環障害と類似した病態と考えられる。全身を正常に巡るべき血液が局所にうっ滞して病的な状態になるという概念である。瘀血の症状としては、下腹部痛、肌荒れ、皮膚のしみ、月経異常などがある。現代医学的には、血管の閉塞性病変である脳梗塞や心筋梗塞、打撲、外傷、皮下出血、腫瘍、高脂血症、子宮内膜症、子宮筋腫などの疾患が瘀血に関係があると考えられている。

代謝系疾患

肥満
体力のない場合

● 第一選択薬

20 防已黄耆湯
ぼういおうぎとう

20 防已黄耆湯：水太り体質の肥満の場合に用いる。

処方量、1包×3回（食前）／日　〜14日

▶ 選択チャート

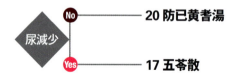

▶ 症状別選択表

		動悸	浮腫	発汗	口渇
20	防已黄耆湯	−	＋	＋	＋
17	五苓散	＋	＋	±	＋

17 五苓散 | ごれいさん

水毒[1]症状の場合に用いる。
(処方量、1包 × 3回(食前) ／日　〜14日)

---

1) 水毒とは、病的な体液(血液以外)の偏在による症状である。具体的な病態としては、浮腫、うっ血性心不全、胃下垂、腎炎、胸膜炎などがある。

代謝系疾患

糖尿病
体力のある場合

● 第一選択薬

62 防風通聖散
ぼうふうつうしょうさん

62 防風通聖散：肥満、便秘の傾向がみられる場合に用いる。

処方量、1包 × 3回（食前）／日　～14日

▶ 選択チャート

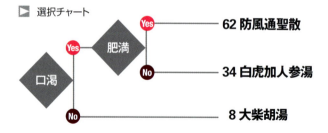

▶ 症状別選択表

		口渇	肥満	多尿	便秘	肩こり	胸脇苦満[1]
62	防風通聖散	＋	＋	－	＋	＋	－
34	白虎加人参湯	＋	－	＋	－	－	－
8	大柴胡湯	－	＋	－	＋	＋	＋

34 白虎加人参湯 | びゃっこかにんじんとう
口渇、多尿がみられる場合に用いる。
(処方量、1包 × 3回(食前)／日　～14日)

8 大柴胡湯 | だいさいことう
便秘、胸脇苦満[1](季肋部苦満感)がみられる場合に用いる。
(処方量、1包 × 3回(食前)／日　～14日)

---

1) 胸脇苦満(季肋部苦満感)とは、季肋部に充満感があり、つまったように苦しく、按圧すると圧痛や抵抗を認める。柴胡の適応とする病態である。

代謝系疾患

糖尿病
体力のない場合

○ 第一選択薬

7 八味地黄丸
はちみじおうがん

7 八味地黄丸：夜間尿の増加、下半身の脱力疼痛がみられる場合に用いる。

処方量、1包×3回（食前）／日　～14日

▶ 選択チャート

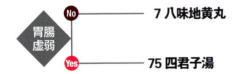

▶ 症状別選択表

		口渇	冷え	胃腸虚弱	全身倦怠
7	八味地黄丸	+	+	−	−
75	四君子湯	−	±	+	+

75 四君子湯 | しくんしとう

食欲不振、心窩部不快感、全身倦怠、場合によって羸痩（るいそう）がみられる場合に用いる。
（処方量、1包 × 3回（食前）／日　～14日）

代謝系疾患

高脂血症
体力のある場合

● 第一選択薬

10 柴胡桂枝湯
さいこけいしとう

10 柴胡桂枝湯：胸脇苦満[1]（季肋部苦満感）、胃痛がみられる場合に用いる。

処方量、1包 × 3回（食前）／日　〜14日

▶ 選択チャート

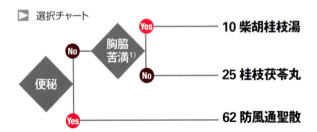

- 胸脇苦満[1] Yes → **10 柴胡桂枝湯**
- 胸脇苦満[1] No → **25 桂枝茯苓丸**
- 便秘 Yes → **62 防風通聖散**

▶ 症状別選択表

	腹痛	肥満	便秘	腹部膨満	胸脇苦満[1]	月経異常
10 柴胡桂枝湯	＋	－	－	－	＋	－
25 桂枝茯苓丸	±	±	±	－	－	＋
62 防風通聖散	±	＋	＋	＋	－	－

25 桂枝茯苓丸 ｜けいしぶくりょうがん

月経異常と下腹部の抵抗圧痛（瘀血[2]）がみられる場合に用いる。
（処方量、1包 × 3回（食前）／日　～14日）

62 防風通聖散 ｜ぼうふうつうしょうさん

肥満、便秘、むくみなどの症状がみられる場合に用いる。
（処方量、1包 × 3回（食前）／日　～14日）

---

1) 胸脇苦満（季肋部苦満感）とは、季肋部に充満感があり、つまったように苦しく、按圧すると圧痛や抵抗を認める。柴胡の適応とする病態である。
2) 瘀血（おけつ）とは、血液の循環障害と類似した病態と考えられる。全身を正常に巡るべき血液が局所にうっ滞して病的な状態になるという概念である。瘀血の症状としては、下腹部痛、肌荒れ、皮膚のしみ、月経異常などがある。現代医学的には、血管の閉塞性病変である脳梗塞や心筋梗塞、打撲、外傷、皮下出血、腫瘍、高脂血症、子宮内膜症、子宮筋腫などの疾患が瘀血に関係があると考えられている。

代謝系疾患

高脂血症
体力のない場合

○ 第一選択薬

43 六君子湯
りっくんしとう

43 六君子湯：食欲不振、心窩部不快感、全身倦怠、場合によって羸痩（るいそう）がみられる場合に用いる。

処方量、1包×3回（食前）／日　～14日

▶ 選択チャート

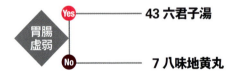

▶ 症状別選択表

	口渇	冷え	胃腸虚弱	全身倦怠	舌白苔
43 六君子湯	−	±	+	+	+
7 八味地黄丸	+	+	−	−	−

7 八味地黄丸 | はちみじおうがん
夜間尿の増加、下半身の脱力疼痛がみられる場合に用いる。
(処方量、1包 × 3回(食前)／日　〜14日)

神経系疾患

主に用いる漢方エキス剤

　神経系疾患の中で用いられる漢方エキス剤としては、**五苓散、釣藤散、柴胡加竜骨牡蛎湯、呉茱萸湯、桂枝人参湯、葛根湯、桂枝加朮附湯、麻黄附子細辛湯、麻杏甘石湯、大柴胡湯、黄連解毒湯、真武湯、疎経活血湯、五積散、当帰四逆加呉茱萸生姜湯、八味地黄丸**などがある。

　処方するうえで注意すべき漢方エキス剤としては、麻黄を含む薬（**葛根湯、桂枝加朮附湯、麻黄附子細辛湯、麻杏甘石湯、五積散**）がある。麻黄を含む薬は、動悸、不眠、排尿障害などの副作用があるため、高齢者、高血圧症の患者には、注意が必要である(12ページ参照)。

▶ 漢方エキス剤で対応できる疾患

頭痛 **138**ページ

三叉神経痛 **142**ページ

顔面神経麻痺（ベルの麻痺）......... **146**ページ

脳血管障害後遺症 **150**ページ

坐骨神経痛 **154**ページ

漢方を学ぶ指針

読みやすく、優しい漢方の入門書

　漢方に興味がわき、本格的に漢方を勉強するとき，どのような教科書で勉強すべきであろうか。漢方の書籍は、数えきれない程あるが、最も重要な教科書は、「傷寒論」と「金匱要略（きんきようりゃく）」である。この2冊の原本は漢文であり、初心者が独力で読みこなすことは困難であるので、次の入門書から学ぶとよい。拙著『入門傷寒論』『入門金匱要略』（南山堂）は、最も優しい「傷寒論」と「金匱要略」の入門書である。

神経系疾患

頭痛
体力のある場合

● 第一選択薬

17 五苓散
ごれいさん

17 五苓散：口渇、めまい、尿減少などがみられる場合に用いる。

処方量、1包 × 3回（食前）／日　〜14日

▶ 選択チャート

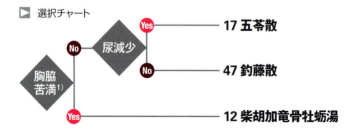

▶ 症状別選択表

		肩こり	めまい	不眠	胸脇苦満[1]	口渇	尿減少
17	五苓散	−	+	−	−	+	+
47	釣藤散	+	+	−	−	±	−
12	柴胡加竜骨牡蛎湯	+	+	+	++	−	−

47 釣藤散 | ちょうとうさん

中年以降の朝に起こる頭痛で、めまい、肩こりなどがみられる場合に用いる。
(処方量、1包 × 3回(食前)／日　～14日)

12 柴胡加竜骨牡蛎湯 | さいこかりゅうこつぼれいとう

便秘、精神不安、胸脇苦満[1](季肋部苦満感)がみられる場合に用いる。
(処方量、1包 × 3回(食前)／日　～14日)

---

1) 胸脇苦満(季肋部苦満感)とは、季肋部に充満感があり、つまったように苦しく、按圧すると圧痛や抵抗を認める。柴胡の適応とする病態である。

神経系疾患

頭痛
体力のない場合

● 第一選択薬

31 呉茱萸湯
ごしゅゆとう

---

31 呉茱萸湯：発作性の激しい頭痛に用いる。片頭痛にも効果がある。

> 処方量、1包×3回（食前）／日　～14日

▶ 選択チャート

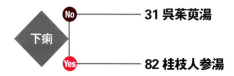

▶ 症状別選択表

		頭痛	冷え	嘔吐	下痢	心窩部痛
31	呉茱萸湯	++	+	+	−	−
82	桂枝人参湯	+	+	−	++	+

82 桂枝人参湯 | けいしにんじんとう

冷えがあり、下痢や腹痛がみられる場合に用いる。
（処方量、1包×3回（食前）／日　〜14日）

神経系疾患

三叉神経痛
体力のある場合

● 第一選択薬

1 葛根湯
かっこんとう

1 葛根湯：実証（体力のある場合）のほか、中間証（実証と虚証の間）にも用いる。

処方量、1包 × 3回（食前）／日　～14日

▶ 選択チャート

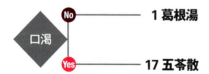

▶ 症状別選択表

		口渇	浮腫	尿減少	肩こり
1	葛根湯	−	±	−	++
17	五苓散	+	+	+	−

17 五苓散 ｜ごれいさん
口渇、尿減少、浮腫がみられる場合に用いる。
（処方量、1包 × 3回（食前）／日　～14日）

神経系疾患

神経系疾患

三叉神経痛
体力のない場合

● 第一選択薬

18 桂枝加朮附湯
けいしかじゅつぶとう

18 桂枝加朮附湯：発汗傾向、冷えがみられる場合に用いる。

処方量、1包 × 3回（食前）／日　～14日

▶ 選択チャート

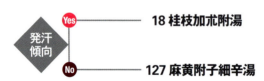

▶ 症状別選択表

		発汗傾向	冷え	胃腸虚弱	全身倦怠
18	桂枝加朮附湯	＋	＋	＋	＋
127	麻黄附子細辛湯	－	＋	－	＋

127 麻黄附子細辛湯 ｜まおうぶしさいしんとう

冷え、倦怠がみられる場合に用いる。
（処方量、1包 × 3回（食前）／日　〜14日）

神経系疾患

顔面神経麻痺(ベルの麻痺)
体力のある場合

● 第一選択薬

1 葛根湯
かっこんとう

---

1 葛根湯：実証（体力のある場合）のほか、中間証（実証と虚証の間）にも用いる。

> 処方量、1包 × 3回（食前）／日　〜14日

▶ 選択チャート

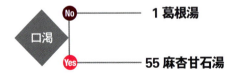

▶ 症状別選択表

		口渇	肩こり	発汗傾向
1	葛根湯	−	++	−
55	麻杏甘石湯	+	+	+

55 麻杏甘石湯 ｜まきょうかんせきとう
口渇、発汗傾向などがみられる場合に用いる。
（処方量、1包 × 3回（食前）／日　〜14日）

神経系疾患

顔面神経麻痺(ベルの麻痺)
体力のない場合

● 第一選択薬

18 桂枝加朮附湯
けいしかじゅつぶとう

---

18 桂枝加朮附湯：発汗傾向、冷えがみられる場合に用いる。

処方量、1包×3回(食前)／日　～14日

▶ 選択チャート

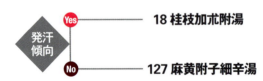

▶ 症状別選択表

	口渇	冷え	胃腸虚弱	発汗傾向
18 桂枝加朮附湯	−	+	+	+
127 麻黄附子細辛湯	−	+	−	−

127 麻黄附子細辛湯 | まおうぶしさいしんとう

食欲不振、心窩部不快感、全身倦怠、場合によって羸痩（るいそう）がみられる場合に用いる。
（処方量、1包 × 3回（食前）／日　〜14日）

神経系疾患

脳血管障害後遺症
体力のある場合

○ 第一選択薬

8 大柴胡湯
だいさいことう

---

8 大柴胡湯：胸脇苦満[1]（季肋部苦満感）、便秘、肩こりにも効果がある。

> 処方量、1包 × 3回（食前）／日　〜14日

▶ 選択チャート

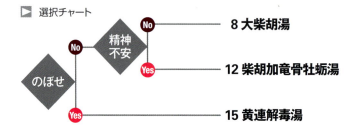

▶ 症状別選択表

		肩こり	のぼせ	精神不安	胸脇苦満[1]	便秘
8	大柴胡湯	＋	－	－	＋	＋
12	柴胡加竜骨牡蛎湯	＋	－	＋	＋	＋
15	黄連解毒湯	－	＋	＋	－	－

12 柴胡加竜骨牡蛎湯 | さいこかりゅうこつぼれいとう

胸脇苦満[1]（季肋部苦満感）、精神不安がみられる場合に用いる。
（処方量、1包 × 3回（食前）／日　～14日）

15 黄連解毒湯 | おうれんげどくとう

のぼせ、精神不安がみられる場合に用いる。
（処方量、1包 × 3回（食前）／日　～14日）

---

1) 胸脇苦満（季肋部苦満感）とは、季肋部に充満感があり、つまったように苦しく、按圧すると圧痛や抵抗を認める。柴胡の適応とする病態である。

神経系疾患

脳血管障害後遺症
体力のない場合

○ 第一選択薬

18 桂枝加朮附湯
けいしかじゅつぶとう

18 桂枝加朮附湯：冷え、胃腸虚弱がみられる虚証（体力のない場合）の場合に用いる。

処方量、1包×3回（食前）／日　〜14日

▶ 選択チャート

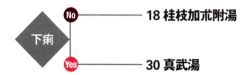

▶ 症状別選択表

		下痢	冷え	胃腸虚弱	全身倦怠	尿減少
18	桂枝加朮附湯	−	+	+	+	−
30	真武湯	+	+	++	+	+

30 真武湯 ｜しんぶとう

下痢、胃腸虚弱、冷えがみられる場合に用いる。
（処方量、1包 × 3回（食前）／日　〜14日）

神経系疾患

坐骨神経痛
体力のある場合

● 第一選択薬

53 疎経活血湯
そけいかっけつとう

---

53 疎経活血湯：冷えや肩こりがない坐骨神経痛に用いる。

処方量、1包 × 3回（食前）／日　～14日

▶ 選択チャート

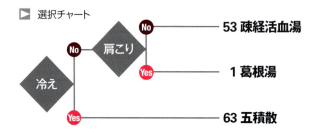

▶ 症状別選択表

		肩こり	冷え	浮腫	下腹部痛
53	疎経活血湯	−	−	±	+
1	葛根湯	+	−	−	−
63	五積散	+	+	−	+

1 葛根湯 | かっこんとう
肩こりで実証（体力のある場合）の坐骨神経痛に用いる。
（処方量、1包×3回（食前）／日　～14日）

63 五積散 | ごしゃくさん
冷えが原因の坐骨神経痛に用いる。
（処方量、1包×3回（食前）／日　～14日）

神経系疾患

坐骨神経痛
体力のない場合

○ 第一選択薬

38 当帰四逆加呉茱萸生姜湯
とうきしぎゃくかごしゅゆしょうきょうとう

---

38 当帰四逆加呉茱萸生姜湯：四肢末端の疼痛、冷え、坐骨神経痛がみられる場合に用いる。

> 処方量、1包×3回（食前）／日　～14日

▶ 選択チャート

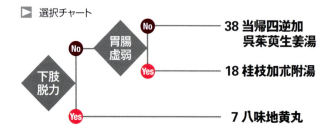

▶ 症状別選択表

		冷え	胃腸虚弱	下肢脱力	鼠蹊部圧痛
38	当帰四逆加呉茱萸生姜湯	+	−	−	+
18	桂枝加朮附湯	+	++	−	−
7	八味地黄丸	+	−	+	−

18 桂枝加朮附湯 | けいしかじゅつぶとう
冷え、胃腸虚弱がみられる場合に用いる。
(処方量、1包×3回(食前)/日 ～14日)

7 八味地黄丸 | はちみじおうがん
冷えて下肢脱力がみられる場合に用いる。
(処方量、1包×3回(食前)/日 ～14日)

耳鼻科疾患

主に用いる漢方エキス剤

耳鼻科疾患の中で用いられる漢方エキス剤としては、**柴胡加竜骨牡蛎湯、半夏厚朴湯、五苓散、苓桂朮甘湯、加味逍遙散、桂枝加竜骨牡蛎湯、黄連解毒湯、八味地黄丸、小青竜湯、越婢加朮湯、麦門冬湯、苓甘姜味辛夏仁湯、麻黄附子細辛湯、葛根湯加川芎辛夷、辛夷清肺湯、補中益気湯、小柴胡湯加桔梗石膏、大柴胡湯、黄耆建中湯、十全大補湯**などがある。

処方するうえで注意すべきものとしては、麻黄を含む薬(**小青竜湯、越婢加朮湯、麦門冬湯、苓甘姜味辛夏仁湯、麻黄附子細辛湯、葛根湯加川芎辛夷、辛夷清肺湯**)がある。麻黄を含む薬は、動悸、不眠、排尿障害などの副作用があるので、高齢者、高血圧症の患者には、注意が必要である(12ページ参照)。

▶ 漢方エキス剤で対応できる疾患

めまい **160**ページ

耳鳴り **164**ページ

アレルギー性鼻炎 **168**ページ

副鼻腔炎 **172**ページ

慢性中耳炎 **176**ページ

定番の漢方処方

特発性難聴に小柴胡湯合香蘇散

　特発性難聴は、原因不明の難聴で、ストレスが関係すると言われている。特発性難聴に小柴胡湯と香蘇散がたいへん有効な場合がある。より実証傾向であれば、小柴胡湯の代わりに大柴胡湯を用いる。より虚証であれば、小柴胡湯の代わりに加味逍遙散を用いる。
処方量、それぞれ1包×3回（食前）／日 ～14日

耳鼻科疾患

めまい
体力のある場合

● 第一選択薬

12 柴胡加竜骨牡蛎湯
さいこかりゅうこつぼれいとう

12 柴胡加竜骨牡蛎湯：便秘、精神不安、胸脇苦満[1]（季肋部苦満感）がみられる場合に用いる。

処方量、1包 × 3回（食前）／日　〜7日

▶ 選択チャート

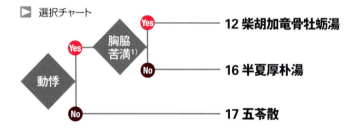

▶ 症状別選択表

		頭痛	動悸	不眠	胸脇苦満[1]	うつ状態
12	柴胡加竜骨牡蛎湯	+	+	+	++	±
16	半夏厚朴湯	−	+	−	−	+
17	五苓散	±	−	−	−	−

16 半夏厚朴湯 | はんげこうぼくとう
めまい、うつ状態、咽喉異物感がみられる場合に用いる。
（処方量、1包 × 3回（食前）／日　〜7日）

17 五苓散 | ごれいさん
口渇、めまい、尿減少などがみられる場合に用いる。
（処方量、1包 × 3回（食前）／日　〜7日）

---

1) 胸脇苦満（季肋部苦満感）とは、季肋部に充満感があり、つまったように苦しく、按圧すると圧痛や抵抗を認める。柴胡の適応とする病態である。

耳鼻科疾患

めまい
体力のない場合

● 第一選択薬

39 苓桂朮甘湯
りょうけいじゅつかんとう

39 苓桂朮甘湯：立ちくらみ、身体動揺感、息切れ、動悸などがみられる場合に用いる。

処方量、1包 × 3回（食前）／日　～7日

▶ 選択チャート

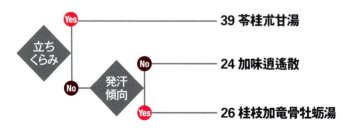

▶ 症状別選択表

		頭痛	冷え	発汗傾向	動悸	のぼせ
39	苓桂朮甘湯	＋	＋	－	＋	＋
24	加味逍遙散	－	＋	－	±	－
26	桂枝加竜骨牡蛎湯	－	±	＋	＋	－

24 加味逍遙散 ｜かみしょうようさん

不定愁訴、肩こり、月経異常などがみられる場合に用いる。
(処方量、1包 × 3回(食前)／日　〜7日)

26 桂枝加竜骨牡蛎湯 ｜けいしかりゅうこつぼれいとう

神経過敏、精神不安、発汗傾向などがみられる場合に用いる。
(処方量、1包 × 3回(食前)／日　〜7日)

耳鼻科疾患

耳鳴り
体力のある場合

● 第一選択薬

12 柴胡加竜骨牡蛎湯
さいこかりゅうこつぼれいとう

12 柴胡加竜骨牡蛎湯：便秘、精神不安、胸脇苦満[1]（季肋部苦満感）がみられる場合に用いる。

処方量、1包 × 3回（食前）／日　～14日

▶ 選択チャート

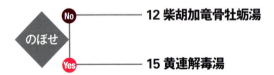

のぼせ
- No → **12 柴胡加竜骨牡蛎湯**
- Yes → **15 黄連解毒湯**

▶ 症状別選択表

		動悸	めまい	のぼせ	胸脇苦満[1]
12	柴胡加竜骨牡蛎湯	＋	＋	－	＋＋
15	黄連解毒湯	＋	＋	＋	－

15 黄連解毒湯 | おうれんげどくとう

のぼせ、精神不安、咽喉異物感がみられる場合に用いる。
（処方量、1包 × 3回（食前）／日　～14日）

---

[1] 胸脇苦満（季肋部苦満感）とは、季肋部に充満感があり、つまったように苦しく、按圧すると圧痛や抵抗を認める。柴胡の適応とする病態である。

耳鼻科疾患

耳鳴り
体力のない場合

● 第一選択薬

39 苓桂朮甘湯
りょうけいじゅつかんとう

39 苓桂朮甘湯：立ちくらみ、身体動揺感、息切れ、動悸などがみられる場合に用いる。

処方量、1包 × 3回（食前）／日　〜14日

 選択チャート

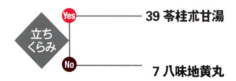

▶ 症状別選択表

		頭痛	冷え	めまい	耳鳴り	のぼせ	腰痛
39	苓桂朮甘湯	+	±	+	+	+	−
7	八味地黄丸	−	+	+	+	−	+

7 八味地黄丸 ｜はちみじおうがん
夜間排尿増加、腰痛、耳鳴りなどがみられる場合に用いる。
（処方量、1包 × 3回（食前）／日　〜14日）

耳鼻科疾患

アレルギー性鼻炎
体力のある場合

○ 第一選択薬

19 小青竜湯
しょうせいりゅうとう

---

19 小青竜湯：鼻汁、浮腫、咳嗽、くしゃみがみられる場合に用いる。

処方量、1包×3回（食前）／日　～14日

▶ 選択チャート

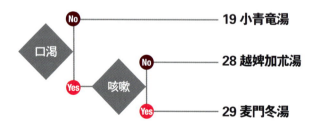

▶ 症状別選択表

	口渇	浮腫	鼻汁	咳嗽	くしゃみ
19 小青竜湯	−	+	++	+	+
28 越婢加朮湯	+	+	++	−	+
29 麦門冬湯	+	+	+	++	+

28 越婢加朮湯 | えっぴかじゅつとう
浮腫、尿減少、口渇がみられる場合に用いる。
（処方量、1包 × 3回（食前）／日　～14日）

29 麦門冬湯 | ばくもんどうとう
激しい咳、くしゃみ、鼻汁がみられる場合に用いる。
（処方量、1包 × 3回（食前）／日　～14日）

耳鼻科疾患

アレルギー性鼻炎
体力のない場合

● 第一選択薬

119 苓甘姜味辛夏仁湯
りょうかんきょうみしんげにんとう

---

119 苓甘姜味辛夏仁湯：冷え、胃腸虚弱がみられる場合に用いる。

処方量、1包 × 3回（食前）／日　～14日

▶ 選択チャート

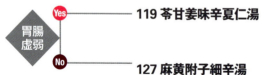

▶ 症状別選択表

	発汗	冷え	胃腸虚弱	鼻閉
119 苓甘姜味辛夏仁湯	−	+	+	±
127 麻黄附子細辛湯	±	+	−	+

127 麻黄附子細辛湯 ｜まおうぶしさいしんとう
冷え、悪寒などがみられる場合に用いる。
（処方量、1包 × 3回（食前）／日　～14日）

耳鼻科疾患

副鼻腔炎
体力のある場合

● 第一選択薬

104 辛夷清肺湯
しんいせいはいとう

104 辛夷清肺湯：鼻閉、口渴、頭痛、鼻汁がみられる場合に用いる。

処方量、1包 × 3回（食前）／日　〜14日

▶ 選択チャート

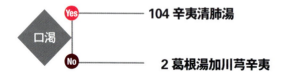

▶ 症状別選択表

		口渇	鼻閉	頭痛	鼻汁	肩こり
104	辛夷清肺湯	+	++	+	+	−
2	葛根湯加川芎辛夷	−	+	+	+	+

2 葛根湯加川芎辛夷 | かっこんとうかせんきゅうしんい

肩こり、熱感がみられる場合に用いる。
（処方量、1包 × 3回（食前）／日　〜14日）

耳鼻科疾患

副鼻腔炎
体力のない場合

● 第一選択薬

41 補中益気湯
ほちゅうえっきとう

41 補中益気湯：胃腸虚弱で、易疲労感、倦怠感などの症状がみられる場合に用いる。

処方量、1包 × 3回（食前）／日　〜14日

▶ 選択チャート

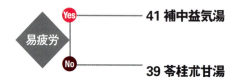

▶ 症状別選択表

		鼻汁	冷え	胃腸虚弱	めまい	頭痛	のぼせ
41	補中益気湯	＋	－	＋	－	－	－
39	苓桂朮甘湯	＋	＋	－	＋	＋	＋

39 苓桂朮甘湯 | りょうけいじゅつかんとう
立ちくらみ、めまい、動悸、身体動揺感などがみられる場合に用いる。
（処方量、1包×3回（食前）／日　〜14日）

耳鼻科疾患

慢性中耳炎
体力のある場合

● 第一選択薬

109 小柴胡湯加桔梗石膏
しょうさいことうかききょうせっこう

109 小柴胡湯加桔梗石膏：鼻汁、胸脇苦満[1]（季肋部苦満感）がみられる場合に用いる。

処方量、1包 × 3回（食前）／日　～14日

▶ 選択チャート

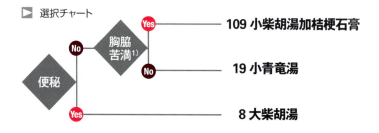

- 胸脇苦満[1] Yes → **109 小柴胡湯加桔梗石膏**
- 便秘 No → 胸脇苦満[1] No → **19 小青竜湯**
- 便秘 Yes → **8 大柴胡湯**

▶ 症状別選択表

	肩こり	鼻汁	胸脇苦満[1]	便秘
109 小柴胡湯加桔梗石膏	±	+	+	−
19 小青竜湯	−	+	−	−
8 大柴胡湯	+	−	+	+

19 小青竜湯 | しょうせいりゅうとう
水様鼻水、耳閉感がみられる場合に用いる。
（処方量、1包 × 3回（食前）／日　〜14日）

8 大柴胡湯 | だいさいことう
便秘、胸脇苦満[1]（季肋部苦満感）などの症状がみられる場合に用いる。
（処方量、1包 × 3回（食前）／日　〜14日）

---

1) 胸脇苦満（季肋部苦満感）とは、季肋部に充満感があり、つまったように苦しく、按圧すると圧痛や抵抗を認める。柴胡の適応とする病態である。

耳鼻科疾患

慢性中耳炎
体力のない場合

● 第一選択薬

98 黄耆建中湯
おうぎけんちゅうとう

98 黄耆建中湯：冷え、胃腸虚弱がみられる場合に用いる。

処方量、1包 × 3回（食前）／日　〜14日

▶ 選択チャート

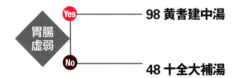

胃腸虚弱 — Yes — **98 黄耆建中湯**
胃腸虚弱 — No — **48 十全大補湯**

▶ 症状別選択表

		排膿	冷え	胃腸虚弱	全身倦怠
98	黄耆建中湯	＋	＋	＋	＋
48	十全大補湯	＋	＋	−	＋

48 十全大補湯 | じゅうぜんたいほとう
倦怠感、貧血などの症状がみられる場合に用いる。
（処方量、1包 × 3回（食前）／日　〜14日）

精神科疾患

主に用いる漢方エキス剤

　精神科疾患の中で用いられる漢方エキス剤としては、**柴胡加竜骨牡蛎湯、黄連解毒湯、加味逍遙散、桂枝加竜骨牡蛎湯、半夏厚朴湯、加味帰脾湯、加味逍遙散、酸棗仁湯、抑肝散、釣藤散、黄耆建中湯、帰脾湯**などがある。

　処方するうえで注意すべき漢方エキス剤としては、甘草を含む薬(**加味逍遙散、桂枝加竜骨牡蛎湯、加味帰脾湯、酸棗仁湯、抑肝散、釣藤散、黄耆建中湯、帰脾湯**)がある。長期連用すると、甘草により偽アルドステロン症を発症し、血圧の上昇、浮腫、低カリウム血症などが出現する可能性がある(76ページ参照)。

漢方エキス剤で対応できる疾患

神経症 **182**ページ

うつ病 **186**ページ

不眠症 **190**ページ

統合失調症 **194**ページ

認知症 **198**ページ

漢方を学ぶ指針

先輩の治療経験を学べる好著

　多くの治験例を読むことが重要である。個人が経験できることは限られているので、多くの先輩の治療経験を学ぶことはたいへん重要である。名医の治療法を学び、まねて薬を用いることは大切である。大塚敬節著「漢方診療三十年」(創元社)、山田光胤著「漢方の診察と治療(応用編)」(谷口書店)、大塚敬節著「症候による漢方治療の実際」(南山堂)は好著である。上級を目指すのであれば、拙著「浅田宗伯・漢方内科学 橘窓書影解説」(燎原)がある。

精神科疾患

神経症
体力のある場合

○ 第一選択薬

12 柴胡加竜骨牡蛎湯
さいこかりゅうこつぼれいとう

12 柴胡加竜骨牡蛎湯：便秘、精神不安、胸脇苦満[1]（季肋部苦満感）がみられる場合に用いる。

処方量、1包 × 3回（食前）／日　〜14日

▶ 選択チャート

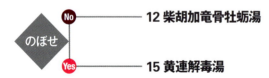

▶ 症状別選択表

		興奮	動悸	のぼせ	不眠	胸脇苦満[1]
12	柴胡加竜骨牡蛎湯	−	＋	−	＋	＋＋
15	黄連解毒湯	＋	−	＋	＋	−

15 黄連解毒湯 | おうれんげどくとう

のぼせ、興奮状態、精神症状がみられる場合に用いる。
(処方量、1包 × 3回（食前）／日　〜14日)

---

[1] 胸脇苦満（季肋部苦満感）とは、季肋部に充満感があり、つまったように苦しく、按圧すると圧痛や抵抗を認める。柴胡の適応とする病態である。

精神科疾患

神経症
体力のない場合

● 第一選択薬

24 加味逍遙散
かみしょうようさん

---

24 加味逍遙散：不定愁訴、肩こり、月経異常などがみられる場合に用いる。

> 処方量、1包×3回（食前）／日　～14日

▶ 選択チャート

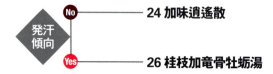

▶ 症状別選択表

		頭痛	冷え	めまい	動悸	のぼせ	発汗傾向
24	加味逍遙散	+	+	−	±	−	−
26	桂枝加竜骨牡蛎湯	−	±	+	+	−	+

26 桂枝加竜骨牡蛎湯 | けいしかりゅうこつぼれいとう

神経過敏、精神不安、発汗傾向などがみられる場合に用いる。

(処方量、1包 × 3回（食前）／日 〜14日)

精神科疾患

うつ病
体力のある場合

●第一選択薬

12 柴胡加竜骨牡蛎湯
さいこかりゅうこつぼれいとう

12 柴胡加竜骨牡蛎湯：便秘、精神不安、胸脇苦満[1]（季肋部苦満感）がみられる場合に用いる。

処方量、1包 × 3回（食前）／日　～14日

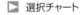 選択チャート

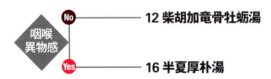

▶ 症状別選択表

	咽喉異物感	動悸	便秘	胸脇苦満[1]
12 柴胡加竜骨牡蛎湯	−	＋	＋	＋＋
16 半夏厚朴湯	＋	＋	−	−

16 半夏厚朴湯 | はんげこうぼくとう

動悸、咽喉異物感がみられる場合に用いる。
（処方量、1包 × 3回（食前）／日　～14日）

---

[1] 胸脇苦満（季肋部苦満感）とは、季肋部に充満感があり、つまったように苦しく、按圧すると圧痛や抵抗を認める。柴胡の適応とする病態である。

精神科疾患

うつ病
体力のない場合

● 第一選択薬

137 加味帰脾湯
かみきひとう

---

137 加味帰脾湯：抑うつ気分、冷え、貧血、不眠、不安などがみられる場合に用いる。

処方量、1包 × 3回（食前）／日　〜14日

 選択チャート

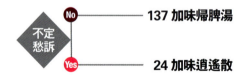

▶ 症状別選択表

		抑うつ気分	冷え	貧血	不眠	不安
137	加味帰脾湯	++	+	+	+	+
24	加味逍遙散	+	+	−	+	+

24 加味逍遙散 ｜かみしょうようさん
不定愁訴が多く、頭痛、めまいなどがみられる場合に用いる。
（処方量、1包×3回（食前）／日　〜14日）

精神科疾患

不眠症
体力のある場合

● 第一選択薬

12 柴胡加竜骨牡蛎湯
さいこかりゅうこつぼれいとう

---

12 柴胡加竜骨牡蛎湯：便秘、精神不安、胸脇苦満[1]（季肋部苦満感）がみられる場合に用いる。

> 処方量、1包 × 3回（食前）／日　〜14日

▶ 選択チャート

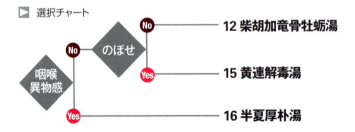

▶ 症状別選択表

		咽喉異物感	動悸	便秘	胸脇苦満[1]
12	柴胡加竜骨牡蛎湯	−	＋	＋	＋＋
15	黄連解毒湯	−	−	−	−
16	半夏厚朴湯	＋	＋	−	−

15 黄連解毒湯 ｜おうれんげどくとう
のぼせ、興奮状態、精神症状がみられる場合に用いる。
（処方量、1包 × 3回（食前）／日　～14日）

16 半夏厚朴湯 ｜はんげこうぼくとう
動悸、咽喉異物感がみられる場合に用いる。
（処方量、1包 × 3回（食前）／日　～14日）

---

1) 胸脇苦満（季肋部苦満感）とは、季肋部に充満感があり、つまったように苦しく、按圧すると圧痛や抵抗を認める。柴胡の適応とする病態である。

精神科疾患

不眠症
体力のない場合

● 第一選択薬

103 酸棗仁湯
さんそうにんとう

---

103 酸棗仁湯：体力が衰え疲労して不眠になった場合に用いる。

処方量、1包×3回（食前）／日　～14日

▶ 選択チャート

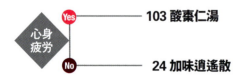

▶ 症状別選択表

	心身疲労	胃腸虚弱	冷え	胸脇苦満[1]	月経異常	寝汗
103 酸棗仁湯	＋	±	−	−	−	＋
24 加味逍遙散	−	＋	＋	＋	＋	−

24 加味逍遙散 ｜かみしょうようさん

不定愁訴が多く、冷え、不眠、精神不安がみられる場合に用いる。
(処方量、1包 × 3回(食前)／日　〜14日)

---

[1] 胸脇苦満(季肋部苦満感)とは、季肋部に充満感があり、つまったように苦しく、按圧すると圧痛や抵抗を認める。柴胡の適応とする病態である。

精神科疾患 ｜ 193

精神科疾患

統合失調症
体力のある場合

● 第一選択薬

12 柴胡加竜骨牡蛎湯
さいこかりゅうこつぼれいとう

12 柴胡加竜骨牡蛎湯：便秘、精神不安、胸脇苦満[1]（季肋部苦満感）がみられる場合に用いる。

処方量、1包 × 3回（食前）／日　～14日

▶ 選択チャート

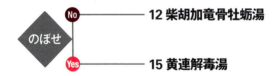

▶ 症状別選択表

		便秘	動悸	不眠	幻覚	のぼせ	興奮
12	柴胡加竜骨牡蛎湯	+	++	+	+	−	−
15	黄連解毒湯	−	−	+	+	+	+

15 黄連解毒湯 | おうれんげどくとう

のぼせ、興奮状態、不眠症状がみられる場合に用いる。
（処方量、1包 × 3回（食前）／日　～14日）

---

1) 胸脇苦満（季肋部苦満感）とは、季肋部に充満感があり、つまったように苦しく、按圧すると圧痛や抵抗を認める。柴胡の適応とする病態である。

精神科疾患

統合失調症
体力のない場合

● 第一選択薬

24 加味逍遙散
かみしょうようさん

24 加味逍遙散：不定愁訴が多く、冷え、不眠、精神不安がみられる場合に用いる。

処方量、1包×3回（食前）／日　〜14日

▶ 選択チャート

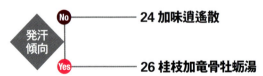

▶ 症状別選択表

		冷え	胃腸虚弱	不眠	動悸	発汗傾向
24	加味逍遙散	−	+	+	−	−
26	桂枝加竜骨牡蛎湯	±	+	+	+	+

26 桂枝加竜骨牡蛎湯 ｜けいしかりゅうこつぼれいとう
発汗傾向、動悸などがみられる場合に用いる。
（処方量、1包 × 3回（食前）／日　〜14日）

精神科疾患

認知症
体力のある場合

● 第一選択薬

54 抑肝散
よくかんさん

54 抑肝散：怒り易い、興奮、肩こりなどがみられる場合に用いる。

> 処方量、1包 × 3回（食前）／日　〜14日

▶ 選択チャート

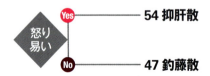

▶ 症状別選択表

	怒り易い	肩こり	めまい	頭痛	興奮
54 抑肝散	++	+	−	−	+
47 釣藤散	−	−	+	+	−

47 釣藤散 ｜ちょうとうさん
頭重、早朝の頭痛などを伴う場合に用いる。
（処方量、1包 × 3回（食前）／日　～14日）

精神科疾患

認知症
体力のない場合

● 第一選択薬

98 黄耆建中湯
おうぎけんちゅうとう

---

98 黄耆建中湯：体力が低下し、胃腸虚弱、易疲労感、腹痛などがみられる場合に用いる。

> 処方量、1包×3回（食前）／日　～14日

▶ 選択チャート

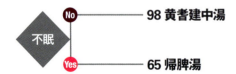

▶ 症状別選択表

		胃腸虚弱	冷え	易疲労	めまい	不眠
98	黄耆建中湯	＋	＋	＋	－	－
65	帰脾湯	＋	－	＋	－	＋

65 帰脾湯 ｜きひとう
易疲労感、だるさ、貧血、不眠がみられる場合に用いる。
（処方量、1包×3回（食前）／日　〜14日）

精神科疾患

運動器疾患

主に用いる漢方エキス剤

運動器疾患の中で用いられる漢方エキス剤としては、**越婢加朮湯、麻杏薏甘湯、防已黄耆湯、桂枝加朮附湯、二朮湯、葛根湯、加味逍遙散、薏苡仁湯、桂芍知母湯、芍薬甘草湯**などがある。

処方するうえで注意すべきものとしては、麻黄を含む薬（**越婢加朮湯、麻杏薏甘湯、葛根湯、薏苡仁湯、桂芍知母湯**）がある。麻黄を含む薬は、動悸、不眠、排尿障害などの副作用があるため、高齢者、高血圧症の患者には注意が必要である(12ページ参照)。

漢方エキス剤で対応できる疾患

変形性膝関節症 **204**ページ

肩関節周囲炎(五十肩) **208**ページ

関節リウマチ **212**ページ

定番の漢方処方

こむらがえりに芍薬甘草湯

　こむらがえりは、腓腹筋痙攣のことで、芍薬甘草湯がたいへん有効である。芍薬甘草湯には、多量の甘草が含まれているので、二次性高血圧症、偽アルドステロン症、低カリウム血症などの副作用を生じやすい。長期間にわたって大量に服用しないようにすべきである。通常は頓服として用いる。
処方量、1包(発症時)～6回分

運動器疾患

変形性膝関節症
体力のある場合

● 第一選択薬

28 越婢加朮湯
えっぴかじゅつとう

28 越婢加朮湯：口渇、尿減少、関節腫脹、疼痛がみられる場合に用いる。

> 処方量、1包×3回（食前）／日　～14日

 選択チャート

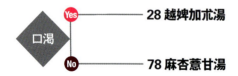

▶ 症状別選択表

		口渇	関節痛	尿減少	関節腫脹	熱感
28	越婢加朮湯	＋	＋	＋	＋	＋
78	麻杏薏甘湯	－	＋	－	＋	±

78 麻杏薏甘湯 ｜まきょうよくかんとう
関節腫脹があり、尿は正常、口渇がない場合に用いる。
（処方量、1包 × 3回（食前）／日　〜14日）

運動器疾患

変形性膝関節症
体力のない場合

● 第一選択薬

20 防已黄耆湯
ぼういおうぎとう

20 防已黄耆湯：浮腫、発汗傾向、肥満などがみられる場合に用いる。

処方量、1包×3回（食前）／日　～14日

▶ 選択チャート

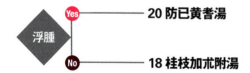

▶ 症状別選択表

		発汗傾向	冷え	浮腫	尿減少	手のこわばり
20	防已黄耆湯	＋	－	＋	＋	－
18	桂枝加朮附湯	＋	＋	－	＋	＋

18 桂枝加朮附湯 ｜けいしかじゅつぶとう
体質虚弱で、冷え、発汗傾向などがみられる場合に用いる。
（処方量、1包 × 3回（食前）／日　～14日）

運動器疾患

肩関節周囲炎(五十肩)
体力のある場合

○ 第一選択薬

88 二朮湯
にじゅつとう

88 二朮湯：口渇、頭痛、尿減少などがない場合に用いる。

処方量、1包 × 3回(食前)／日　～14日

▶ 選択チャート

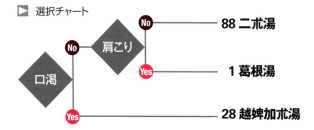

▶ 症状別選択表

		口渇	頭痛	尿減少	肩こり
88	二朮湯	−	−	−	−
1	葛根湯	−	＋	−	＋＋
28	越婢加朮湯	＋	−	＋	±

1 葛根湯 ｜かっこんとう
肩こり、頭痛などがみられる場合に用いる。
（処方量、1包 × 3回（食前）／日　〜14日）

28 越婢加朮湯 ｜えっぴかじゅつとう
口渇、尿減少、関節腫脹、疼痛がみられる場合に用いる。
（処方量、1包 × 3回（食前）／日　〜14日）

運動器疾患

肩関節周囲炎（五十肩）
体力のない場合

○ 第一選択薬

18 桂枝加朮附湯
けいしかじゅつぶとう

18 桂枝加朮附湯：発汗傾向、冷えなどがみられる場合に用いる。

処方量、1包×3回（食前）／日　～14日

▶ 選択チャート

発汗傾向
- Yes ── 18 桂枝加朮附湯
- No ── 24 加味逍遙散

▶ 症状別選択表

		発汗傾向	冷え	貧血	尿減少
18	桂枝加朮附湯	＋	＋	－	±
24	加味逍遙散	－	＋	＋	－

24 加味逍遙散 ｜かみしょうようさん

不定愁訴が多く、頭痛、めまいなどの症状がみられる場合に用いる。
（処方量、1包 × 3回（食前）／日　～14日）

運動器疾患

関節リウマチ
体力のある場合

● 第一選択薬

52 薏苡仁湯
よくいにんとう

52 薏苡仁湯：亜急性期、関節痛が強い場合に用いる。

処方量、1包 × 3回（食前）／日　〜14日

▶ 選択チャート

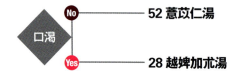

▶ 症状別選択表

		口渇	関節痛	尿減少	関節腫脹	熱感
52	薏苡仁湯	−	++	±	+	±
28	越婢加朮湯	+	+	+	+	+

28 越婢加朮湯 | えっぴかじゅつとう

口渇、尿減少、関節腫脹、疼痛がみられる場合に用いる。
（処方量、1包 × 3回（食前）／日　〜14日）

運動器疾患

関節リウマチ
体力のない場合

● 第一選択薬

18 桂枝加朮附湯
けいしかじゅつぶとう

18 桂枝加朮附湯：体質虚弱、冷え、発汗傾向などがみられる場合に用いる。

処方量、1包×3回（食前）／日　～14日

▶ 選択チャート

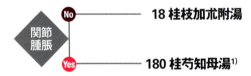

▶ 症状別選択表

		発汗傾向	冷え	関節腫脹	皮膚乾燥
18	桂枝加朮附湯	+	+	+	+
180	桂芍知母湯[1]	+	+	++	+

180 桂芍知母湯[1] ｜けいしゃくちもとう
関節腫脹が強く、冷えを伴う場合に用いる。
（処方量、1包 × 3回（食前）／日　～14日）

1）三和細粒

婦人科疾患

主に用いる漢方エキス剤

　婦人科疾患の中で用いられる漢方エキス剤としては、**桂枝茯苓丸、女神散、加味逍遙散、当帰芍薬散、桃核承気湯、当帰建中湯、当帰四逆加呉茱萸生姜湯、真武湯、小半夏加茯苓湯**がある。

　処方するうえで注意すべき漢方エキス剤としては、大黄を含む**桃核承気湯**がある。大黄には、腹痛、下痢などの副作用があり、母乳から乳児に移行するため授乳婦には特に注意が必要である(38ページ参照)。

▶ 漢方エキス剤で対応できる疾患

更年期障害 **218**ページ

不妊症 **222**ページ

月経困難症 **226**ページ

子宮筋腫 **230**ページ

冷え症 **234**ページ

定番の漢方処方

つわり(妊娠悪阻)のときに飲みやすく

　つわり(妊娠悪阻)には、小半夏加茯苓湯が第一選択薬である。臭いや味が気になるときは、エキス剤をお湯に溶かして生姜汁を数滴加えて、冷やして服用するとよい。
処方量、1包×3回(食前)／日 〜14日

婦人科疾患

更年期障害
体力のある場合

● 第一選択薬

25 桂枝茯苓丸
けいしぶくりょうがん

---

25 桂枝茯苓丸：下腹部膨満感、不定愁訴が多い場合に用いる。

処方量、1包 × 3回（食前）／日　～14日

▶ 選択チャート

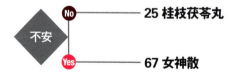

▶ 症状別選択表

		のぼせ	めまい	頭重感	不安	不眠	不定愁訴
25	桂枝茯苓丸	＋	－	－	－	－	＋
67	女神散	＋	＋	＋	＋	＋	±

67 女神散 ｜にょしんさん

のぼせ、めまい、不眠、不安の症状がみられる場合に用いる。
（処方量、1包 × 3回（食前）／日　〜14日）

婦人科疾患

更年期障害
体力のない場合

● 第一選択薬

24 加味逍遙散
かみしょうようさん

---

24 加味逍遙散：不定愁訴が多く、不眠、精神症状がみられる場合に用いる。

処方量、1包×3回（食前）／日　～14日

▶ 選択チャート

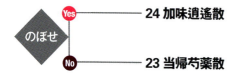

▶ 症状別選択表

		のぼせ	めまい	冷え	不安	不眠	不定愁訴
24	加味逍遙散	+	+	+	+	+	+
23	当帰芍薬散	−	+	+	−	−	−

23 当帰芍薬散 ｜とうきしゃくやくさん

貧血傾向、冷え、めまいなどがみられる場合に用いる。
(処方量、1包 × 3回(食前)／日　～14日)

婦人科疾患

不妊症
体力のある場合

● 第一選択薬

25 桂枝茯苓丸
けいしぶくりょうがん

25 桂枝茯苓丸：下腹部膨満感、不定愁訴が多い場合に用いる。

> 処方量、1包 × 3回（食前）／日　〜14日

▶ 選択チャート

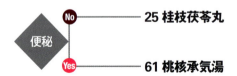

▶ 症状別選択表

		のぼせ	便秘	月経異常	精神症状
25	桂枝茯苓丸	＋	±	＋	－
61	桃核承気湯	＋	＋	＋	＋

61 桃核承気湯 | とうかくじょうきとう

のぼせ、便秘などがみられる場合に用いる。桃核承気湯は、桂枝茯苓丸の適応症状に比べて、より実証（体力のある場合）の症状に用いる。

（処方量、1包×3回（食前）／日　～14日）

婦人科疾患

不妊症
体力のない場合

● 第一選択薬

23 当帰芍薬散
とうきしゃくやくさん

23 当帰芍薬散：貧血傾向、冷え、めまいなどの症状がみられる場合に用いる。

処方量、1包×3回（食前）／日　〜14日

▶ 選択チャート

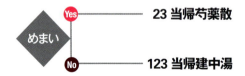

▶ 症状別選択表

		めまい	冷え	腹痛
23	当帰芍薬散	＋	＋	＋
123	当帰建中湯	－	＋	＋＋

123 当帰建中湯 ｜とうきけんちゅうとう
体質虚弱で、貧血傾向、冷え、腹痛などがみられる場合に用いる。
（処方量、1包 × 3回（食前）／日　〜14日）

婦人科疾患

月経困難症
体力のある場合

● 第一選択薬

25 桂枝茯苓丸
けいしぶくりょうがん

25 桂枝茯苓丸：下腹部膨満感、不定愁訴が多い場合に用いる。

処方量、1包 × 3回（食前）／日　～14日

▶ 選択チャート

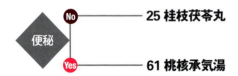

▶ 症状別選択表

		のぼせ	便秘	月経異常	精神症状
25	桂枝茯苓丸	＋	±	＋	－
61	桃核承気湯	＋	＋	＋	＋

61 桃核承気湯 | とうかくじょうきとう

のぼせ、便秘などがみられる場合に用いる。桃核承気湯は、桂枝茯苓丸の適応症状に比べて、より実証（体力のある場合）の症状に用いる。

（処方量、1包 × 3回（食前）／日　〜14日）

婦人科疾患

月経困難症
体力のない場合

● 第一選択薬

123 当帰建中湯
とうきけんちゅうとう

---

123 当帰建中湯：体質虚弱で、貧血傾向、冷え、腹痛などがみられる場合に用いる。

処方量、1包×3回（食前）／日　～14日

▶ 選択チャート

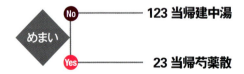

▶ 症状別選択表

		めまい	冷え	腹痛
123	当帰建中湯	−	+	++
23	当帰芍薬散	+	+	+

23 当帰芍薬散 | とうきしゃくやくさん
貧血傾向、冷え、めまいなどがみられる場合に用いる。
（処方量、1包 × 3回（食前）／日　〜14日）

婦人科疾患

子宮筋腫
体力のある場合

● 第一選択薬

25 桂枝茯苓丸
けいしぶくりょうがん

25 桂枝茯苓丸：下腹部膨満感、不定愁訴が多い場合に用いる。

処方量、1包 × 3回（食前）／日　〜14日

▶ 選択チャート

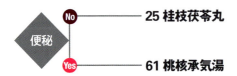

▶ 症状別選択表

		のぼせ	便秘	月経異常	精神症状
25	桂枝茯苓丸	＋	±	＋	－
61	桃核承気湯	＋	＋	＋	＋

61 桃核承気湯 | とうかくじょうきとう

のぼせ、便秘などがみられる場合に用いる。桃核承気湯は、桂枝茯苓丸の適応症状に比べて、より実証（体力のある場合）の症状に用いる。
（処方量、1包×3回（食前）／日　〜14日）

婦人科疾患

子宮筋腫
体力のない場合

○ 第一選択薬

23 当帰芍薬散
とうきしゃくやくさん

---

23 当帰芍薬散：貧血傾向、冷え、めまいなどの症状がみられる場合に用いる。

> 処方量、1包×3回（食前）／日　～14日

▶ 選択チャート

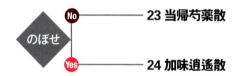

▶ 症状別選択表

	のぼせ	めまい	冷え	腹痛	不眠	不定愁訴
23 当帰芍薬散	−	＋	＋	＋	−	−
24 加味逍遙散	＋	＋	＋	−	＋	＋

24 加味逍遙散 | かみしょうようさん
不定愁訴が多く、不眠、精神症状がみられる場合に用いる。
（処方量、1包×3回（食前）／日　～14日）

婦人科疾患

冷え症
体力のある場合

● 第一選択薬

38 当帰四逆加呉茱萸生姜湯
とうきしぎゃくかごしゅゆしょうきょうとう

38 当帰四逆加呉茱萸生姜湯：四肢末端の冷えがあり、腰痛、頭痛を伴う場合に用いる。

処方量、1包 × 3回（食前）／日　〜14日

▶ 選択チャート

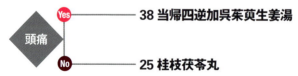

▶ 症状別選択表

		便秘	月経異常	腰痛	手指の冷え	頭痛
38	当帰四逆加呉茱萸生姜湯	−	+	+	+	+
25	桂枝茯苓丸	±	+	−	+	−

25 桂枝茯苓丸 | けいしぶくりょうがん

下腹部膨満感がみられ、冷えがみられる場合に用いる。
（処方量、1包 × 3回（食前）／日　～14日）

婦人科疾患

冷え症
体力のない場合

● 第一選択薬

30 真武湯
しんぶとう

30 真武湯：体質虚弱で、下痢、めまい、腹痛などがみられる場合に用いる。

> 処方量、1包×3回（食前）／日　～14日

▶ 選択チャート

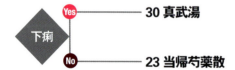

▶ 症状別選択表

		下痢	めまい	冷え	腹痛
30	真武湯	+	+	+	±
23	当帰芍薬散	−	+	+	+

23 当帰芍薬散 |とうきしゃくやくさん
貧血傾向、冷え、めまいなどがみられる場合に用いる。
(処方量、1包 × 3回(食前)／日　～14日)

皮膚科疾患

主に用いる漢方エキス剤

皮膚科疾患の中で用いられる漢方エキス剤としては、**消風散、温清飲、桂枝加黄耆湯、十全大補湯、十味敗毒湯、真武湯、清上防風湯、桂枝茯苓丸加薏苡仁、当帰芍薬散、当帰建中湯、麻杏薏甘湯、ヨクイニンエキス(錠)、五苓散、越婢加朮湯**がある。

処方するうえで注意すべき漢方エキス剤としては、石膏を含む**消風散、越婢加朮湯**などがある。含水硫酸カルシウムである石膏は身体を冷やす効果があるため、冷え症の患者などには気をつけたい。

▶ 漢方エキス剤で対応できる疾患

アトピー性皮膚炎	**240**ページ
じんま疹	**244**ページ
にきび	**248**ページ
掌蹠膿疱症	**252**ページ
いぼ	**256**ページ
帯状疱疹	**260**ページ

漢方を学ぶ指針

本格的に漢方医を目指す方に

　漢方は日本の伝統的な医術である。独学で学ぶより、師匠について学ぶことが早道である。しかし、現代日本で、漢方の師匠につくことは難しい。次善の策として、講習会、学会に参加して学び、日頃の疑問を質問するとよい。こんなことを聞いて馬鹿にされるのではないかと思う必要はない。ほとんどの人が同じような疑問を持つものであり、どんどん質問すべきである。素晴らしい漢方医は、初学者に対して優しく答えてくれるはずである。

皮膚科疾患

アトピー性皮膚炎
体力のある場合

● 第一選択薬

22 消風散
しょうふうさん

22 消風散：皮疹は発赤、腫脹し、漿液分泌が多く口渇がみられる場合に用いる。

処方量、1包 × 3回（食前）／日　〜14日

▶ 選択チャート

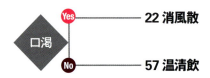

▶ 症状別選択表

		漿液分泌	かゆみ	口渇	患部熱感	のぼせ
22	消風散	+	++	+	+	−
57	温清飲	±	+	−	+	+

57 温清飲 ｜うんせいいん
のぼせ、患部に熱感がみられる場合に用いる。
（処方量、1包×3回（食前）／日　～14日）

皮膚科疾患

アトピー性皮膚炎
体力のない場合

○ 第一選択薬

026 桂枝加黄耆湯[1)]
けいしかおうぎとう

026 桂枝加黄耆湯[1)]：発汗傾向がみられ、体質虚弱の場合に用いる。

処方量、1包×3回（食前）／日　〜14日

▶ 選択チャート

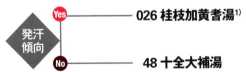

発汗傾向
- Yes ── 026 桂枝加黄耆湯[1)]
- No ── 48 十全大補湯

▶ 症状別選択表

		発汗傾向	疲労倦怠	知覚障害
026	桂枝加黄耆湯 [1]	＋	－	±
48	十全大補湯	－	＋	－

48 十全大補湯 ｜じゅうぜんたいほとう
疲労倦怠がみられる場合に用いる。
（処方量、1包×3回（食前）／日　～14日）

1）東洋細粒

皮膚科疾患

じんま疹
体力のある場合

● 第一選択薬

22 消風散
しょうふうさん

22 消風散：口渇、熱感がみられる場合に用いる。

処方量、1包 × 3回（食前）／日　〜7日

▶ 選択チャート

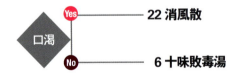

▶ 症状別選択表

		胸脇苦満[1]	口渇	熱感	便秘
22	消風散	−	+	+	−
6	十味敗毒湯	+	−	+	−

6 十味敗毒湯 | じゅうみはいどくとう

胸脇苦満[1]（季肋部苦満感）、熱感がみられる場合に用いる。
（処方量、1包 × 3回（食前）／日　〜7日）

---

1) 胸脇苦満（季肋部苦満感）とは、季肋部に充満感があり、つまったように苦しく、按圧すると圧痛や抵抗を認める。柴胡の適応とする病態である。

皮膚科疾患

じんま疹
体力のない場合

● 第一選択薬

026 桂枝加黄耆湯[1)]
けいしかおうぎとう

---

026 桂枝加黄耆湯[1)]：発汗傾向がみられる体質虚弱の場合に用いる。

> 処方量、1包×3回（食前）／日　～14日

▶ 選択チャート

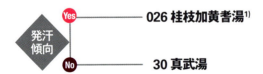

▶ 症状別選択表

		発汗傾向	知覚障害	下痢
026	桂枝加黄耆湯 [1]	＋	±	−
30	真武湯	−	−	＋

30 真武湯 ｜しんぶとう

胃腸虚弱、冷え、下痢がみられる場合に用いる。
（処方量、1包 × 3回（食前）／日　～14日）

---

1) 東洋細粒

皮膚科疾患

にきび
体力のある場合

○ 第一選択薬

58 清上防風湯
せいじょうぼうふうとう

---

58 清上防風湯：にきびのほか、頭部の化膿性病変がみられる場合に用いる。

処方量、1包 × 3回（食前）／日　～14日

▶ 選択チャート

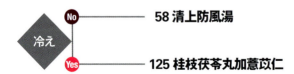

▶ 症状別選択表

		便秘	月経異常	冷え
58	清上防風湯	±	−	−
125	桂枝茯苓丸加薏苡仁	−	+	+

125 桂枝茯苓丸加薏苡仁 ｜けいしぶくりょうがんかよくいにん

冷え症、月経異常がみられる場合に用いる。
（処方量、1包 × 3回（食前）／日　〜14日）

皮膚科疾患

にきび
体力のない場合

● 第一選択薬

23 当帰芍薬散
とうきしゃくやくさん

---

23 当帰芍薬散：腹痛、冷え、めまいなどがみられる場合に用いる。

処方量、1包×3回（食前）／日　〜14日

▶ 選択チャート

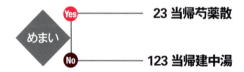

▶ 症状別選択表

		めまい	冷え	腹痛
23	当帰芍薬散	＋	＋	＋
123	当帰建中湯	－	＋	＋＋

123 当帰建中湯 | とうきけんちゅうとう
体質虚弱で、貧血傾向、冷え、腹痛などがみられる場合に用いる。
（処方量、1包 × 3回（食前）／日　～14日）

皮膚科疾患

掌蹠膿疱症
体力のある場合

● 第一選択薬

6 十味敗毒湯
じゅうみはいどくとう

---

6 十味敗毒湯：胸脇苦満[1]（季肋部苦満感）がみられる場合に用いる。

処方量、1包 × 3回（食前）／日　〜14日

▶ 選択チャート

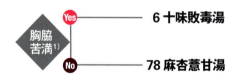

▶ 症状別選択表

	胸脇苦満[1)	漿液分泌
6 十味敗毒湯	＋	－
78 麻杏薏甘湯	－	＋

78 麻杏薏甘湯 ｜まきょうよくかんとう
漿液分泌がみられる場合に用いる。
（処方量、1包 × 3回（食前）／日　〜14日）

---

1) 胸脇苦満（季肋部苦満感）とは、季肋部に充満感があり、つまったように苦しく、按圧すると圧痛や抵抗を認める。柴胡の適応とする病態である。

皮膚科疾患

掌蹠膿疱症
体力のない場合

○ 第一選択薬

026 桂枝加黄耆湯[1)]
けいしかおうぎとう

026 桂枝加黄耆湯[1)]：発汗傾向がみられる場合に用いる。

処方量、1包 × 3回（食前）／日　～14日

▶ 選択チャート

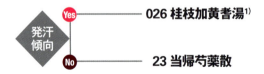

▶ 症状別選択表

		めまい	冷え	腹痛	発汗傾向
026	桂枝加黄耆湯[1]	−	−	±	+
23	当帰芍薬散	+	+	+	−

23 当帰芍薬散 | とうきしゃくやくさん
貧血傾向、冷え、めまいなどがみられる場合に用いる。
（処方量、1包 × 3回（食前）／日　～14日）

1）東洋細粒

皮膚科疾患

いぼ
体力のある場合

● 第一選択薬

78 麻杏薏甘湯
まきょうよくかんとう

78 麻杏薏甘湯：関節痛、夕方の発熱がみられる場合に用いる。

処方量、1包 × 3回（食前）／日　〜14日

▶ 選択チャート

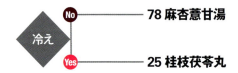

▶ 症状別選択表

	冷え	関節痛	夕方の発熱	月経異常
78 麻杏薏甘湯	−	+	+	−
25 桂枝茯苓丸	+	−	−	+

25 桂枝茯苓丸 | けいしぶくりょうがん
冷え、月経異常がみられる場合に用いる。
（処方量、1包 × 3回（食前）／日 ～14日）

皮膚科疾患

いぼ
体力のない場合

● 第一選択薬

72 ヨクイニンエキス(錠)[1]
よくいにんえきす(じょう)

72 ヨクイニンエキス(錠)[1]：虚実(体力のある、ない)を問わず、いぼの治療に用いる。

処方量、6錠 × 3回(食前)／日　〜14日

▶ 選択チャート

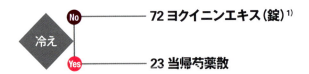

▶ 症状別選択表

		めまい	冷え	腹痛
72	ヨクイニン エキス(錠)[1]	−	−	−
23	当帰芍薬散	＋	＋	＋

23 当帰芍薬散 ｜とうきしゃくやくさん
貧血傾向、冷え、めまいなどがみられる場合に用いる。
（処方量、1包 × 3回（食前）／日　～14日）

1）コタロー

皮膚科疾患

帯状疱疹
体力のある場合

● 第一選択薬

17 五苓散
ごれいさん

17 五苓散：口渇や尿減少がない場合でも用いる。

処方量、1包 × 3回（食前）／日　～7日

▶ 選択チャート

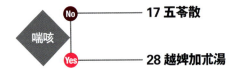

▶ 症状別選択表

	口渇	尿減少	浮腫
17 五苓散	＋	＋	＋
28 越婢加朮湯	＋	±	＋

28 越婢加朮湯 ｜えっぴかじゅつとう
咳嗽、悪寒があり五苓散が無効の場合に用いる。
（処方量、1包 × 3回（食前）／日　〜7日）

皮膚科疾患

帯状疱疹
体力のない場合

○ 第一選択薬

30 真武湯
しんぶとう

30 真武湯：冷えがみられる場合に用いる。

処方量、1包 × 3回（食前）／日　〜7日

▶ 選択チャート

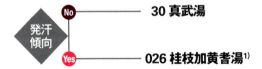

発汗傾向 — No — **30 真武湯**
発汗傾向 — Yes — **026 桂枝加黄耆湯**[1)]

▶ 症状別選択表

		下痢	めまい	冷え	腹痛	発汗傾向
30	真武湯	＋	＋	＋	±	－
026	桂枝加黄耆湯[1)]	－	－	±	－	＋

026 桂枝加黄耆湯[1)] ｜けいしかおうぎとう
発汗傾向がみられる場合に用いる。
（処方量、1包 × 3回（食前）／日　～7日）

1）東洋細粒

外科疾患

主に用いる漢方エキス剤

外科疾患の中で用いられる漢方エキス剤としては、**乙字湯、大黄牡丹皮湯、補中益気湯、芎帰膠艾湯、黄連解毒湯、白虎加人参湯、桂枝加竜骨牡蛎湯、桂枝加黄耆湯、桃核承気湯、通導散、治打撲一方、桂枝茯苓丸、大建中湯、十全大補湯、六君子湯**である。

処方するうえで注意すべき漢方エキス剤としては、大黄を含む薬（**乙字湯、大黄牡丹皮湯、桃核承気湯、通導散、治打撲一方**）がある。大黄には腹痛、下痢などの副作用がある(38ページ参照)。

▶ 漢方エキス剤で対応できる疾患

痔核 **266**ページ

火傷 **270**ページ

打撲 **274**ページ

がん **278**ページ

定番の漢方処方

腸閉塞予防に大建中湯

　腸閉塞の予防には、大建中湯がしばしば用いられる。大建中湯は、冷えがあり、腹痛、便秘の場合に用いられる。腹部膨満や腹にガスが溜まりやすい場合に奏功する。
処方量、1包×3回（食前）／日 〜14日

外科疾患

痔核
体力のある場合

● 第一選択薬

3 乙字湯
おつじとう

---

3 乙字湯：疼痛、痒み、便秘などがみられる場合に用いる。

> 処方量、1包 × 3回（食前）／日　〜14日

▶ 選択チャート

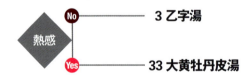

▶ 症状別選択表

		熱感	腫脹	疼痛	便秘	出血	痒み
3	乙字湯	−	±	+	+	±	+
33	大黄牡丹皮湯	+	+	+	+	−	−

33 大黄牡丹皮湯 | だいおうぼたんぴとう
痔核の熱感と疼痛が甚だしい場合に用いる。
(処方量、1包 × 3回(食前)／日　〜14日)

外科疾患

痔核
体力のない場合

● 第一選択薬

41 補中益気湯
ほちゅうえっきとう

---

41 補中益気湯：疲労倦怠などがみられる場合に用いる。

処方量、1包×3回（食前）／日　〜14日

▶ 選択チャート

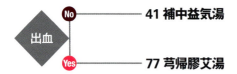

▶ 症状別選択表

		疲労倦怠	疼痛	便秘	出血
41	補中益気湯	+	−	−	−
77	芎帰膠艾湯	−	−	−	+

77 芎帰膠艾湯 | きゅうききょうがいとう
出血を伴う場合に用いる。
（処方量、1包 × 3回（食前）／日　〜14日）

外科疾患

火傷
体力のある場合

● 第一選択薬

15 黄連解毒湯
おうれんげどくとう

15 黄連解毒湯：のぼせなどがみられる場合に用いる。

処方量、1包 × 3回（食前）／日　～5日

▶ 選択チャート

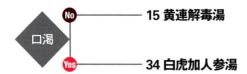

▶ 症状別選択表

		口苦	口渇	熱感	発汗	のぼせ
15	黄連解毒湯	+	−	+	−	+
34	白虎加人参湯	−	+	+	+	−

34 白虎加人参湯 | びゃっこかにんじんとう
発汗、口渇、熱感がみられる場合に用いる。
（処方量、1包 × 3回（食前）／日　～5日）

外科疾患

火傷
体力のない場合

● 第一選択薬

26 桂枝加竜骨牡蛎湯
けいしかりゅうこつぼれいとう

26 桂枝加竜骨牡蛎湯：発汗傾向、精神不安がみられる場合に用いる。

処方量、1包×3回（食前）／日　〜5日

▶ 選択チャート

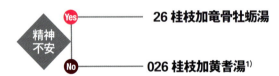

▶ 症状別選択表

		発汗傾向	盗汗	精神不安
26	桂枝加竜骨牡蛎湯	+	±	+
026	桂枝加黄耆湯[1]	+	+	−

026 桂枝加黄耆湯[1] ｜けいしかおうぎとう

発汗傾向がみられる体質虚弱の場合に用いる。
（処方量、1包 × 3回（食前）／日　〜5日）

1）東洋細粒

外科疾患

打撲
体力のある場合

● 第一選択薬

61 桃核承気湯
とうかくじょうきとう

---

61 桃核承気湯：強い便秘、精神症状がみられる場合に用いる。

処方量、1包 × 3回（食前）／日　〜7日

▶ 選択チャート

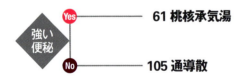

▶ 症状別選択表

		便秘	月経異常	冷え	精神症状
61	桃核承気湯	++	±	−	+
105	通導散	+	±	−	+

105 通導散 ｜つうどうさん
腹部膨満感、便秘がみられる場合に用いる。
（処方量、1包 × 3回（食前）／日　〜7日）

外科疾患

打撲
体力がふつうの場合

○ 第一選択薬

89 治打撲一方
ぢだぼくいっぽう

89 治打撲一方：筋肉、腱などの慢性疼痛がみられる場合に用いる。

処方量、1包×3回（食前）／日　〜7日

▶ 選択チャート

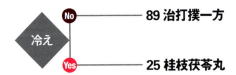

▶ 症状別選択表

		便秘	腹痛	冷え
89	治打撲一方	＋	＋	－
25	桂枝茯苓丸	±	＋＋	＋

25 桂枝茯苓丸 ｜けいしぶくりょうがん
冷え症で瘀血[1]がみられる場合に用いる。
（処方量、1包×3回（食前）／日　〜7日）

---

1) 瘀血（おけつ）とは、血液の循環障害と類似した病態と考えられる。全身を正常に巡るべき血液が局所にうっ滞して病的な状態になるという概念である。瘀血の症状としては、下腹部痛、肌荒れ、皮膚のしみ、月経異常などがある。現代医学的には、血管の閉塞性病変である脳梗塞や心筋梗塞、打撲、外傷、皮下出血、腫瘍、高脂血症、子宮内膜症、子宮筋腫などの疾患が瘀血に関係があると考えられている。

外科疾患

がん

● 第一選択薬

48 十全大補湯
じゅうぜんたいほとう

48 十全大補湯：易疲労などがみられる場合に用いる。

処方量、1包×3回（食前）／日　～14日

▶ 選択チャート

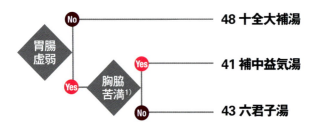

- 胃腸虚弱 No → **48 十全大補湯**
- 胃腸虚弱 Yes → 胸脇苦満[1] Yes → **41 補中益気湯**
- 胸脇苦満[1] No → **43 六君子湯**

▶ 症状別選択表

		易疲労	胃腸虚弱	貧血	胃もたれ
48	十全大補湯	++	−	+	−
41	補中益気湯	+	+	−	−
43	六君子湯	+	+	−	+

41 補中益気湯 ｜ほちゅうえっきとう
倦怠感、食欲不振などを改善する効果がある。
（処方量、1包 × 3回（食前）／日　〜14日）

43 六君子湯 ｜りっくんしとう
手術直後の体力低下がみられる場合に用いる。
（処方量、1包 × 3回（食前）／日　〜14日）

1）胸脇苦満（季肋部苦満感）とは、季肋部に充満感があり、つまったように苦しく、按圧すると圧痛や抵抗を認める。柴胡の適応とする病態である。

小児科疾患

主に用いる漢方エキス剤

　小児科疾患の中で用いられる漢方エキス剤としては、**葛根湯、白虎加人参湯、小建中湯、六味丸、抑肝散、芍薬甘草湯、桂枝加竜骨牡蛎湯、甘麦大棗湯、小柴胡湯**がある。

　処方するうえで注意すべき漢方エキス剤としては、甘草を多量に含む**芍薬甘草湯、甘麦大棗湯**がある。主成分のグリチルリチンによって偽アルドステロン症を発症し、血圧の上昇、浮腫、低カリウム血症などが出現する可能性がある(76ページ参照)。

▶ 漢方エキス剤で対応できる疾患

夜尿症 **282**ページ

夜啼症 **286**ページ

虚弱体質 **290**ページ

漢方を学ぶ指針

漢方上級クラスへの道

　私が師匠についた時に言われたことは、「大塚敬節著『漢方診療三十年』（創元社）と大塚敬節著『漢方医学』（創元社）を暗記するほど繰り返し読みなさい、ノートをとって研究しなさい」だった。その通り実践し今日に至っている。志が固く優秀な方が実践すれば上級クラスになっているであろう。

小児科疾患

小児科疾患

夜尿症
体力のある場合

● 第一選択薬

1 葛根湯
かっこんとう

1 葛根湯：口渇、発汗がない場合に用いる。

処方量、1包 × 3回（成人量、食前）／日　～14日

▶ 選択チャート

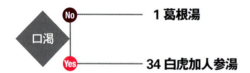

▶ 症状別選択表

		口渇	発汗	熱感	肩こり
1	葛根湯	−	−	±	＋
34	白虎加人参湯	＋	＋	＋	−

34 白虎加人参湯 | びゃっこかにんじんとう

口渇、発汗、熱感がみられる場合に用いる。
（処方量、1包 × 3回（成人量、食前）／日　～14日）

小児科疾患

夜尿症
体力のない場合

● 第一選択薬

99 小建中湯
しょうけんちゅうとう

---

99 小建中湯：疲労倦怠、腹痛、寝汗などがみられる場合に用いる。

処方量、1包×3回（成人量、食前）／日　～14日

▶ 選択チャート

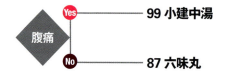

▶ 症状別選択表

		疲労倦怠	冷え	腹痛	寝汗	腰痛
99	小建中湯	＋	＋	＋	＋	－
87	六味丸	＋	±	－	－	＋

87 六味丸 ｜ろくみがん
疲労倦怠、腰痛などを伴う場合に用いる。
（処方量、1包 × 3回（成人量、食前）／日　～14日）

小児科疾患

夜啼症
体力のある場合

○第一選択薬

54 抑肝散
よくかんさん

54 抑肝散：怒り易い症状がみられる場合に用いる。

処方量、1包 × 3回（成人量、食前）／日　〜14日

▶ 選択チャート

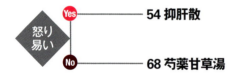

- 怒り易い Yes → **54 抑肝散**
- 怒り易い No → **68 芍薬甘草湯**

▶ 症状別選択表

	怒り易い	不眠	神経過敏	激しい夜啼
54 抑肝散	＋	±	＋	－
68 芍薬甘草湯	－	－	－	＋

68 芍薬甘草湯 ｜しゃくやくかんぞうとう
激しい夜啼がみられる場合に用いる。
（処方量、1包 × 3回（成人量、食前）／日　～14日）

小児科疾患

夜啼症
体力のない場合

● 第一選択薬

26 桂枝加竜骨牡蛎湯
けいしかりゅうこつぼれいとう

26 桂枝加竜骨牡蛎湯：発汗傾向、精神不安がみられる場合に用いる。

処方量、1包×3回（成人量、食前）／日　～14日

▶ 選択チャート

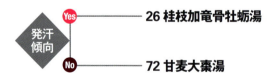

▶ 症状別選択表

		発汗傾向	精神不安	神経過敏	あくび
26	桂枝加竜骨牡蛎湯	+	+	+	−
72	甘麦大棗湯	−	−	+	+

72 甘麦大棗湯 ｜かんばくたいそうとう

神経過敏、あくびがみられる場合に用いる。
（処方量、1包×3回（成人量、食前）／日　〜14日）

小児科疾患

虚弱体質

○ 第一選択薬

9 小柴胡湯
しょうさいことう

---

9 小柴胡湯：風邪を引き易く、微熱がみられる場合に用いる。

> 処方量、1包×3回（成人量、食前）／日　～14日

▶ 選択チャート

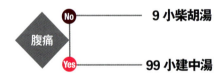

腹痛
- No → **9 小柴胡湯**
- Yes → **99 小建中湯**

▶ 症状別選択表

		風邪引き易い	腹痛	微熱	胸脇苦満[1]
9	小柴胡湯	＋	－	＋	＋
99	小建中湯	±	＋	－	－

99 小建中湯 ｜しょうけんちゅうとう
胃腸虚弱で腹痛がみられる場合に用いる。
（処方量、1包 × 3回（成人量、食前）／日　～14日）

---

[1] 胸脇苦満（季肋部苦満感）とは、季肋部に充満感があり、つまったように苦しく、按圧すると圧痛や抵抗を認める。柴胡の適応とする病態である。

重要生薬について

　漢方エキス剤には、さまざまな生薬のエキスが含まれている。特に重要な生薬について、その効能などを紹介する。漢方エキス剤の薬剤名にも使われている場合が多く、生薬の効能を覚えておくと、より処方しやすくなる。

● 麻黄（まおう）
[効能] 1. 発汗作用、2. 治喘作用、3. 利尿作用
[解説] 1. 麻黄と桂皮の組み合わせは、強力な発汗作用を有し麻黄湯としてインフルエンザの患者などに用いられる。2. 麻黄と甘草の二味を含む方剤は喘息の治療に用いられる（麻杏甘石湯など）。3. 急性腎炎などの浮腫に越婢加朮湯を用いると、利尿作用により多くの例で浮腫が改善する。
[用量] 1日に2〜6gを用いる。

● 桂皮（けいひ）
[効能] 1. 発汗作用、2. 温補作用
[解説] 桂枝湯（発汗作用）、小建中湯（温補作用）に配合される。菓子の材料に用いるシナモンのことである。
[用量] 1日に2〜5gを用いる。

● 葛根（かっこん）
[効能] 1. 解熱作用、2. 肩こりを治す作用
[解説] 葛根湯に配合される。
[用量] 1日に3〜8gを用いる。

● 生姜（しょうきょう）

[**効能**] 1. 弱い解熱作用、2. 鎮嘔作用、3. 健胃作用

[**解説**] 桂枝湯や小半夏加茯苓湯などに配合される。生姜は、なまの生姜で青果店にある「ひねしょうが」のことである。なまの生姜を乾燥したものを乾生姜といい、蒸して乾燥したものを乾姜という。

[**用量**] 1日に3〜10gを用いる。

● 柴胡（さいこ）

[**効能**] 1. 解熱作用、2. 抗炎症作用、3. 抗ストレス作用

[**解説**] 小柴胡湯、大柴胡湯、加味逍遙散などに配合される。

[**用量**] 1日に3〜8gを用いる。

● 桔梗（ききょう）

[**効能**] 1. 鎮咳去痰作用、2. 咽頭痛に対する作用、3. 排膿作用

[**解説**] 桔梗湯（咽頭痛）、十味敗毒湯（化膿性皮膚疾患）、小柴胡湯加桔梗石膏（化膿性扁桃）に配合される。

[**用量**] 1日に2〜5gを用いる。

● 杏仁（きょうにん）

[**効能**] 1. 鎮咳去痰作用、2. 瀉下作用

[**解説**] 麻杏甘石湯（気管支炎、気管支喘息）、麻黄湯（急性上気道炎）、麻子仁丸（便秘）に配合される。

[**用量**] 1日に3〜5gを用いる。

重要生薬について

● 麦門冬（ばくもんどう）
[効能] 1. 鎮咳去痰作用、2. 滋養強壮作用
[解説] 麦門冬湯（鎮咳去痰）、竹葉石膏湯（鎮咳去痰）、炙甘草湯（虚労、動悸）に配合される。麦門冬は鎮咳作用を有するが特に妊娠時に伴う咳嗽に有効である。
[用量] 1日に5～15gを用いる。

● 大黄（だいおう）
[効能] 1. 瀉下作用、2. 清熱作用、3. 抗炎症作用
[解説] 大黄甘草湯（瀉下）、大柴胡湯（瀉下、抗炎症作用）、大黄牡丹皮湯（瀉下、抗炎症作用）、茵蔯蒿湯（清熱、抗炎症作用）に配合される。一般的にはエキス製剤、生薬いずれも少量から用いるとよい。
[用量] 1日に1～5gを用いる。

● 麻子仁（ましにん）
[効能] 瀉下作用
[解説] 麻子仁は緩下剤として、老人、病後の体力の低下した人の便秘に用いられる。麻子仁丸や潤腸湯に配合される。
[用量] 1日に5～10gを用いる。

● 人参（にんじん）
[効能] 1. 強壮作用、2. 健胃作用
[解説] 人参湯、四君子湯、補中益気湯などに配合される。疲れる、だるい、元気がないという状態を改善する効果がある。
[用量] 1日に2～6gを用いる。

● 大棗(たいそう)

[**効能**] 1. 強壮作用、2. 健胃作用

[**解説**] 甘麦大棗湯、桂枝湯、葛根湯などの処方や、急迫症状などを治療する薬方に配合される。

[**用量**] 1日に3~5gを用いる。

● 黄耆(おうぎ)

[**効能**] 1. 強壮作用、2. 利尿作用、3. 止汗作用

[**解説**] 黄耆建中湯(強壮作用)、防已黄耆湯(利尿作用)、玉屏風散(止汗作用)に配合される。皮膚を丈夫にする効果があり、アトピー性皮膚炎には桂枝加黄耆湯が用いられる。

[**用量**] 1日に3~10gを用いる。

● 膠飴(こうい)

[**効能**] 滋養作用

[**解説**] 小建中湯、当帰建中湯、黄耆建中湯、大建中湯に配合される。

[**用量**] 1日に10~20gを用いる。(1個10g)

● 甘草(かんぞう)

[**効能**] 1. 健胃作用、2. 急性症状(急迫)を緩和する作用、3. 諸薬を調和する作用

[**解説**] 補中益気湯(健胃作用)、甘草湯(急性の咽頭痛、胃痛、痔核)、芍薬甘草湯(こむらがえり)、桂枝湯(諸薬を調和)に配合される。

[**用量**] 通常は1日に2~5gを用いる。

重要生薬について

● 地黄（じおう）
[**効能**] 1. 補血作用、2. 強壮作用
[**解説**] 四物湯（補血作用）、八味地黄丸（強壮作用）に配合される。胃腸障害を起こすことがあり、もたれ、胃痛などの症状に注意する。
[**用量**] 1日に3〜8gを用いる。

● 芍薬（しゃくやく）
[**効能**] 1. 補血作用、2. 鎮痛作用
[**解説**] 四物湯（補血作用）、芍薬甘草湯（鎮痛作用）に配合される。
[**用量**] 1日に3〜6gを用いる。

● 当帰（とうき）
[**効能**] 1. 補血作用、2. 強壮作用
[**解説**] 当帰芍薬散（補血作用）、十全大補湯（強壮作用）に配合される。
[**用量**] 1日に2〜5gを用いる。

● 川芎（せんきゅう）
[**効能**] 1. 補血作用、2. 鎮痛作用、3. 駆瘀血（くおけつ）1)作用
[**解説**] 四物湯（補血作用）、川芎茶調散（鎮痛作用）、当帰芍薬散（駆瘀血作用）に配合される。
[**用量**] 1日に2〜6gを用いる。

● 桃仁（とうにん）

[**効能**] 駆瘀血作用
[**解説**] 桃核承気湯に配合される。瘀血や打撲による鬱血性疼痛、月経不順、月経困難症などに用いられる。
[**用量**] 1日に3～5gを用いる。

● 牡丹皮（ぼたんぴ）

[**効能**] 駆瘀血作用
[**解説**] 桂枝茯苓丸に配合される。
[**用量**] 1日に3～5gを用いる。

● 附子（ぶし）

[**効能**] 1. 身体を温める作用、2. 鎮痛作用
[**解説**] 新陳代謝を高め、冷えを改善する効果がある。真武湯（身体を温める作用）、桂枝加朮附湯（鎮痛作用）に配合される。
[**用量**] 1日に0.5～6gを用いる。

● 細辛（さいしん）

[**効能**] 1. 鎮咳去痰作用、2. 鎮痛作用、3. 温補作用
[**解説**] 小青竜湯、苓甘姜味辛夏仁湯（鎮咳去痰作用）、川芎茶調散（鎮痛作用）に配合される。
[**用量**] 1日に1～3gを用いる。

さくいん五十音順

	番号	薬剤名	ページ
〈あ行〉			
あんちゅうさん	5	安中散	42、62
いんちんこうとう	135	茵蔯蒿湯	93
うんせいいん	57	温清飲	115、241
えっぴかじゅつとう	28	越婢加朮湯	89、93、169、204、209、213、261
おうぎけんちゅうとう	98	黄耆建中湯	121、178、200
おうれんげどくとう	15	黄連解毒湯	56、61、72、79、82、118、151、165、183、191、195、270
おうれんとう	120	黄連湯	41、45、61、73
おつじとう	3	乙字湯	266
〈か行〉			
かっこんとう	1	葛根湯	18、35、142、146、155、209、282
かっこんとうか せんきゅうしんい	2	葛根湯加川芎辛夷	173
かみきひとう	137	加味帰脾湯	120、188
かみしょうようさん	24	加味逍遙散	163、184、189、193、196、211、220、233
かんぞうとう	401	甘草湯	59
かんばくたいそうとう	72	甘麦大棗湯	289
きひとう	65	帰脾湯	116、201
きゅうききょうがいとう	77	芎帰膠艾湯	114、269
けいしかおうぎとう	026	桂枝加黄耆湯	242、246、254、263、273
けいしかこうぼく きょうにんとう	028	桂枝加厚朴杏仁湯	17、24、29、33
けいしかしゃくやく だいおうとう	134	桂枝加芍薬大黄湯	51、68
けいしかしゃくやくとう	60	桂枝加芍薬湯	70
けいしかじゅつぶとう	18	桂枝加朮附湯	144、148、152、157、207、210、214
けいしかりゅうこつ ぼれいとう	26	桂枝加竜骨牡蛎湯	81、163、185、197、272、288
けいしとう	45	桂枝湯	20、36
けいしにんじんとう	82	桂枝人参湯	141
けいしぶくりょうがん	25	桂枝茯苓丸	89、133、218、222、226、230、235、257、277
けいしぶくりょうがんか よくいにん	125	桂枝茯苓丸加薏苡仁	249
けいしゃくちもとう	180	桂芍知母湯	215
こうそさん	70	香蘇散	159
ごしゃくさん	63	五積散	91
ごしゃじんきがん	107	牛車腎気丸	47、140
ごしゅゆとう	31	呉茱萸湯	44、53、88、92、96、101、105、127、138、143、161、260
ごれいさん	17	五苓散	

	番号	薬剤名	ページ
〈さ行〉			
さいかんとう	73	柴陥湯	30
さいこかりゅうこつぼれいとう	12	柴胡加竜骨牡蛎湯	78、83、97、139、151、160、164、182、186、190、194
さいこけいしかんきょうとう	11	柴胡桂枝乾姜湯	16、32
さいこけいしとう	10	柴胡桂枝湯	40、60、64、119、132
さいれいとう	114	柴苓湯	97
さんそうにんとう	103	酸棗仁湯	192
じいんしほうとう	92	滋陰至宝湯	17、28
しくんしとう	75	四君子湯	131
しちもつこうかとう	46	七物降下湯	84
しゃかんぞうとう	64	炙甘草湯	80
しゃくやくかんぞうとう	68	芍薬甘草湯	41、203、287
じゅうぜんたいほとう	48	十全大補湯	117、179、243、278
じゅうみはいどくとう	6	十味敗毒湯	245、252
しょうけんちゅうとう	99	小建中湯	43、63、284、291
しょうさいことう	9	小柴胡湯	159、290
しょうさいことうかききょうせっこう	109	小柴胡湯加桔梗石膏	176
しょうせいりゅうとう	19	小青竜湯	15、19、22、27、168、177
しょうはんげかぶくりょうとう	21	小半夏加茯苓湯	45、217
しょうふうさん	22	消風散	240、244
しんいせいはいとう	104	辛夷清肺湯	172
しんぴとう	85	神秘湯	23
しんぶとう	30	真武湯	54、71、90、94、98、153、236、247、262
せいじょうぼうふうとう	58	清上防風湯	248
せいしんれんしいん	111	清心蓮子飲	102、107
せいはいとう	90	清肺湯	15、26、31
そけいかっけつとう	53	疎経活血湯	154
〈た行〉			
だいおうかんぞうとう	84	大黄甘草湯	48
だいおうぼたんぴとう	33	大黄牡丹皮湯	101、105、109、267
だいけんちゅうとう	100	大建中湯	74、110、265
だいさいことう	8	大柴胡湯	49、53、83、109、125、129、150、177
ぢだぼくいっぽう	89	治打撲一方	276
ちょうとうさん	47	釣藤散	139、199
ちょれいとう	40	猪苓湯	100、104、108

さくいん五十音順

	番号	薬剤名	ページ
つうどうさん	105	通導散	275
とうかくじょうきとう	61	桃核承気湯	49、125、223、227、231、274
とうきけんちゅうとう	123	当帰建中湯	225、228、251
とうきしぎゃくか ごしゅゆしょうきょうとう	38	当帰四逆加 呉茱萸生姜湯	156、234
とうきしゃくやくさん	23	当帰芍薬散	221、224、229、232、237、250、255、259
〈な行〉			
にじゅつとう	88	二朮湯	208
にょしんさん	67	女神散	219
にんじんとう	32	人参湯	43、46、55、63、75
〈は行〉			
ばくもんどうとう	29	麦門冬湯	14、27、31、169
はちみじおうがん	7	八味地黄丸	85、95、99、103、106、111、130、135、157、167
はんげこうぼくとう	16	半夏厚朴湯	79、161、187、191
はんげしゃしんとう	14	半夏瀉心湯	52、57、65、69
びゃっこかにんじんとう	34	白虎加人参湯	129、271、283
へいいさん	79	平胃散	67
ぼういおうぎとう	20	防已黄耆湯	91、126、206
ぼうふうつうしょうさん	62	防風通聖散	124、128、133
ほちゅうえっきとう	41	補中益気湯	174、268、279
〈ま行〉			
まおうとう	27	麻黄湯	19、34
まおうぶしさいしんとう	127	麻黄附子細辛湯	17、21、25、33、37、145、149、171
まきょうかんせきとう	55	麻杏甘石湯	15、23、31、147
まきょうよくかんとう	78	麻杏薏甘湯	205、253、256
ましにんがん	126	麻子仁丸	50
〈や行〉			
よくいにんえきす（じょう）	72	ヨクイニンエキス（錠）	258
よくいにんとう	52	薏苡仁湯	212
よくかんさん	54	抑肝散	198、286
〈ら行〉			
りっくんしとう	43	六君子湯	58、66、134、279
りょうかんきょうみ しんげにんとう	119	苓甘姜味辛夏仁湯	17、25、29、33、170
りょうけいじゅつかんとう	39	苓桂朮甘湯	162、166、175
ろくみがん	87	六味丸	285

さくいん番号順

番号	薬剤名		ページ
1	葛根湯	かっこんとう	18、35、142、146、155、209、282
2	葛根湯加川芎辛夷	かっこんとうか せんきゅうしんい	173
3	乙字湯	おつじとう	266
5	安中散	あんちゅうさん	42、62
6	十味敗毒湯	じゅうみはいどくとう	245、252
7	八味地黄丸	はちみじおうがん	85、95、99、103、106、111、130、135、157、167
8	大柴胡湯	だいさいことう	49、53、83、109、125、129、150、177
9	小柴胡湯	しょうさいことう	159、290
10	柴胡桂枝湯	さいこけいしとう	40、60、64、119、132
11	柴胡桂枝乾姜湯	さいこけいし かんきょうとう	16、32
12	柴胡加竜骨牡蛎湯	さいこかりゅうこつ ぼれいとう	78、83、97、139、151、160、164、182、186、190、194
14	半夏瀉心湯	はんげしゃしんとう	52、57、65、69
15	黄連解毒湯	おうれんげどくとう	56、61、72、79、82、118、151、165、183、191、195、270
16	半夏厚朴湯	はんげこうぼくとう	79、161、187、191
17	五苓散	ごれいさん	44、53、88、92、96、101、105、127、138、143、161、260
18	桂枝加朮附湯	けいしかじゅつぶとう	144、148、152、157、207、210、214
19	小青竜湯	しょうせいりゅうとう	15、19、22、27、168、177
20	防已黄耆湯	ぼういおうぎとう	91、126、206
21	小半夏加茯苓湯	しょうはんげか ぶくりょうとう	45、217
22	消風散	しょうふうさん	240、244
23	当帰芍薬散	とうきしゃくやくさん	221、224、229、232、237、250、255、259
24	加味逍遙散	かみしょうようさん	163、184、189、193、196、211、220、233
25	桂枝茯苓丸	けいしぶくりょうがん	89、133、218、222、226、230、235、257、277
26	桂枝加竜骨牡蛎湯	けいしかりゅうこつ ぼれいとう	81、163、185、197、272、288
026	桂枝加黄耆湯	けいしかおうぎとう	242、246、254、263、273
27	麻黄湯	まおうとう	19、34
28	越婢加朮湯	えっぴかじゅつとう	89、93、169、204、209、213、261
028	桂枝加厚朴杏仁湯	けいしかこうぼく きょうにんとう	17、24、29、33
29	麦門冬湯	ばくもんどうとう	14、27、31、169
30	真武湯	しんぶとう	54、71、90、94、98、153、236、247、262
31	呉茱萸湯	ごしゅゆとう	47、140
32	人参湯	にんじんとう	43、46、55、63、75
33	大黄牡丹皮湯	だいおうぼたんぴとう	101、105、109、267

さくいん 番号順

番号	薬剤名		ページ
34	白虎加人参湯	びゃっこかにんじんとう	129、271、283
38	当帰四逆加呉茱萸生姜湯	とうきしぎゃくかごしゅゆしょうきょうとう	156、234
39	苓桂朮甘湯	りょうけいじゅつかんとう	162、166、175
40	猪苓湯	ちょれいとう	100、104、108
41	補中益気湯	ほちゅうえっきとう	174、268、279
43	六君子湯	りっくんしとう	58、66、134、279
45	桂枝湯	けいしとう	20、36
46	七物降下湯	しちもつこうかとう	84
47	釣藤散	ちょうとうさん	139、199
48	十全大補湯	じゅうぜんたいほとう	117、179、243、278
52	薏苡仁湯	よくいにんとう	212
53	疎経活血湯	そけいかっけつとう	154
54	抑肝散	よくかんさん	198、286
55	麻杏甘石湯	まきょうかんせきとう	15、23、31、147
57	温清飲	うんせいいん	115、241
58	清上防風湯	せいじょうぼうふうとう	248
60	桂枝加芍薬湯	けいしかしゃくやくとう	70
61	桃核承気湯	とうかくじょうきとう	49、125、223、227、231、274
62	防風通聖散	ぼうふうつうしょうさん	124、128、133
63	五積散	ごしゃくさん	155
64	炙甘草湯	しゃかんぞうとう	80
65	帰脾湯	きひとう	116、201
67	女神散	にょしんさん	219
68	芍薬甘草湯	しゃくやくかんぞうとう	41、203、287
70	香蘇散	こうそさん	159
72	甘麦大棗湯	かんばくたいそうとう	289
72	ヨクイニンエキス（錠）	よくいにんえきす（じょう）	258
73	柴陥湯	さいかんとう	30
75	四君子湯	しくんしとう	131
77	芎帰膠艾湯	きゅうききょうがいとう	114、269
78	麻杏薏甘湯	まきょうよくかんとう	205、253、256
79	平胃散	へいいさん	67
82	桂枝人参湯	けいしにんじんとう	141
84	大黄甘草湯	だいおうかんぞうとう	48
85	神秘湯	しんぴとう	23
87	六味丸	ろくみがん	285

番号	薬剤名		ページ
88	二朮湯	にじゅつとう	208
89	治打撲一方	ぢだぼくいっぽう	276
90	清肺湯	せいはいとう	15、26、31
92	滋陰至宝湯	じいんしほうとう	17、28
98	黄耆建中湯	おうぎけんちゅうとう	121、178、200
99	小建中湯	しょうけんちゅうとう	43、63、284、291
100	大建中湯	だいけんちゅうとう	74、110、265
103	酸棗仁湯	さんそうにんとう	192
104	辛夷清肺湯	しんいせいはいとう	172
105	通導散	つうどうさん	275
107	牛車腎気丸	ごしゃじんきがん	91
109	小柴胡湯加桔梗石膏	しょうさいことうかききょうせっこう	176
111	清心蓮子飲	せいしんれんしいん	102、107
114	柴苓湯	さいれいとう	97
119	苓甘姜味辛夏仁湯	りょうかんきょうみしんげにんとう	17、25、29、33、170
120	黄連湯	おうれんとう	41、45、61、73
123	当帰建中湯	とうきけんちゅうとう	225、228、251
125	桂枝茯苓丸加薏苡仁	けいしぶくりょうがんかよくいにん	249
126	麻子仁丸	ましにんがん	50
127	麻黄附子細辛湯	まおうぶしさいしんとう	17、21、25、33、37、145、149、171
134	桂枝加芍薬大黄湯	けいしかしゃくやくだいおうとう	51、68
135	茵蔯蒿湯	いんちんこうとう	93
137	加味帰脾湯	かみきひとう	120、188
180	桂芍知母湯	けいしゃくちもとう	215
401	甘草湯	かんぞうとう	59

森 由雄 (もり よしお)

医療法人社団 森クリニック理事長

略 歴

1956年生まれ。1981年 横浜市立大学医学部卒業。1983年 同大学医学部内科学第2講座入局。1988年 同大学医学部病理学第2講座研究生。1991年 森クリニック開業(横浜市金沢区)。
1998年 東京大学大学院医学系研究科生体防御機能学講座特別研究生。2000年 医学博士(横浜市立大学)。2007年 横浜市立大学医学部非常勤講師。2016年 横浜薬科大学客員教授。

著 書

『症例から学ぶ傷寒論講義』(谷口書店)、『漢方処方のしくみと服薬指導』(南山堂)、『入門傷寒論』(南山堂)、『入門金匱要略』(南山堂)、『臨床医のための漢方診療ハンドブック』(日経メディカル開発)、『初学者のための漢方入門』(源草社)、『神農本草経解説』(源草社)、『ひと目でわかる方剤学』(南山堂)、『浅田宗伯・漢方内科学－橘窓書影解説』(燎原)

すぐ探せる!
漢方エキス剤 処方ハンドブック
～症状から選ぶ漢方薬～

2016年8月1日 初版第1刷発行

著 者	森 由雄
発行者	鯨岡 修
発 行	日経メディカル開発
発 売	日経BPマーケティング
	〒108-8646
	東京都港区白金 1-17-3 NBF プラチナタワー
	http://ec.nikkeibp.co.jp
表紙イラスト	宇田川新聞
印刷・製本	株式会社マップス

ⓒ2016 Yoshio Mori
ISBN 978-4-931400-79-5

本書の無断複写・複製(コピー等)は著作権法上の例外を除き、禁じられています。購入者以外の第三者による電子データ化及び電子書籍化は、私的使用を含め一切認められておりません。